国际放射防护委员会（ICRP）第135号出版物

医学成像诊断参考水平

Diagnostic Reference Levels in Medical Imaging

主编 C.H. CLEMENT

审校 孙全富 中国疾病预防控制中心辐射防护与核安全医学所
岳保荣 中国疾病预防控制中心辐射防护与核安全医学所

主译 牛延涛 首都医科大学附属北京同仁医院

译者 张宗锐 首都医科大学附属北京同仁医院
曹国全 温州医科大学附属第一医院
徐　辉 中国疾病预防控制中心辐射防护与核安全医学所
刘澜涛 北京市职业病防治研究院
宋尧尧 首都医科大学附属北京儿童医院
牛延涛 首都医科大学附属北京同仁医院

人民卫生出版社
·北京·

ICRP, 2017. Diagnostic reference levels in medical imaging. ICRP Publication 135. Ann. ICRP 46(1). Translated with permission from the International Commission on Radiological Protection.

图书在版编目（CIP）数据

医学成像诊断参考水平 /（美）克莱门特
（C.H. CLEMENT）主编；牛延涛主译. —北京：人民卫生出版社，2021.8
　　ISBN 978-7-117-31835-8

　　Ⅰ. ①医… Ⅱ. ①克… ②牛… Ⅲ. ①影像诊断
Ⅳ. ①R445

　　中国版本图书馆 CIP 数据核字（2021）第 145853 号

| 人卫智网 | www.ipmph.com | 医学教育、学术、考试、健康，购书智慧智能综合服务平台 |
| 人卫官网 | www.pmph.com | 人卫官方资讯发布平台 |

医学成像诊断参考水平
Yixue Chengxiang Zhenduan Cankao Shuiping

主　　译：牛延涛
出版发行：人民卫生出版社（中继线 010-59780011）
地　　址：北京市朝阳区潘家园南里 19 号
邮　　编：100021
E - mail：pmph @ pmph.com
购书热线：010-59787592　010-59787584　010-65264830
印　　刷：三河市延风印装有限公司
经　　销：新华书店
开　　本：710×1000　1/16　印张：10
字　　数：144 千字
版　　次：2021 年 8 月第 1 版
印　　次：2021 年 8 月第 1 次印刷
标准书号：ISBN 978-7-117-31835-8
定　　价：80.00 元
打击盗版举报电话：010-59787491　E-mail：WQ @ pmph.com
质量问题联系电话：010-59787234　E-mail：zhiliang @ pmph.com

中文版前言

随着我国医疗卫生事业的发展和经济水平的提升,医学影像设备的数量和从业人员都有了大幅增加。据统计,目前我国医学应用放射工作人员约 40 万人,其中放射诊断从业人员约占 70%。在影像设备数量方面,以 CT 设备为例,据中国医学装备协会统计,1998 年我国 CT 机总装机量约 3 800 台,至 2002 年底达 5 000 余台,到 2016 年底已超过了 25 000 台,目前预计约 30 000 台。在放射诊疗总人次方面,据估算,2016 年全国保守估计为 5.89 亿,其中放射诊断成像和介入放射学的总人次占比超过 97%。但是,我国缺少全国性和地方性的医学成像诊断参考水平,来发现医学成像中可能存在的问题,从而进一步提高放射诊断检查的正当性判断水平,指导临床操作人员合理选择成像参数,尽可能降低公众的累积辐射剂量。

《欧洲放射学》杂志 2021 年 3 月发表的一篇论文显示,来自美国大陆 CT 剂量数据中,有 0.8% 的患者一天内接受的有效剂量大于 50mSv,0.03% 的患者大于 100mSv,还有的患者剂量超过 200mSv 甚至 300mSv。没有大样本数据的调查,几乎没有人会相信这样的结果。因此,辐射剂量尤其是 CT 辐射剂量的管理应该引起足够的重视。诊断参考水平(DRL)就是管理和降低患者辐射剂量的一个有用工具。

国际原子能机构(IAEA)1996 年的第 115 号辐射防护基本安全标准中引入"医疗照射指导水平"这一术语。我国《电离辐射防护与辐射源安全基本标准》(GB 18871-2002)使用"医疗照射指导水平"这一术语,它是辐射剂量的一个指定水平,高于该水平时应考虑采取适当的行动。之后发布的《医疗照射放射防护基本要求》(GBZ 179-2006)

和《医用 X 射线诊断受检者放射卫生防护标准》(GB 16348-2010)沿用了"医疗照射指导水平"。DRL 最初由国际放射防护委员会(ICRP)在 1996 年的第 73 号出版物中提出。2001 年 ICRP 发布的指南,正式使用 DRL 并将其使用范围扩展到 X 射线透视、X 射线摄影及介入放射学领域,并就其选择和实施的灵活性提出了进一步的建议。2012 年我国发布的《X 射线计算机断层摄影放射防护要求》(GBZ 165-2012)首次使用"诊断参考水平"一词。2018 年 9 月,国家卫生健康委员会发布了卫生行业标准《X 射线计算机断层摄影成年人诊断参考水平》(WS/T 637-2018),并于 2019 年 4 月 1 日起实施。

虽然"诊断参考水平"已经在国内外医疗照射的相关标准和文件中使用多年,但其确切定义、量的选择和值的确定、应用方法和使用范围等,仍需要进一步的明确和阐释。基于此,ICRP 成立工作组并在 C3 委员会委员的参与下,起草并发布了第 135 号出版物《医学成像诊断参考水平》。

为了使国内更多关心这一问题的同事和组织机构了解和掌握相关内容,促进我国医学成像诊断参考水平的建立,合理降低公众的累积剂量,我们组织翻译了本出版物,并于 2017 年 12 月 6 日获得中文翻译和出版的授权。

原稿中,一些常用的术语翻译为中文后可以存在歧义或混淆,这里特作如下说明:

检查(examination)在本出版物中是指检查的类型,如 X 射线摄影、CT 扫描、核医学成像。

程序(procedure)是指具体的检查项目,如胸部 X 射线摄影、颅脑 CT、心脏介入放射手术。

协议(protocol)是指具体的成像方案,包含不同成像参数的选择和组合方式。

译稿完成后,中国疾病预防控制中心(Centers for Disease Control and Prevention,CDC)辐射防护与核安全医学所的孙全富所长和岳保荣教授对其进行了仔细的审阅和修改,并召开部分译者的讨论会对译稿的存疑内容进行讨论。《中华放射医学与防护杂志》编辑部的郭鲜花主任也对译稿提出了宝贵意见。

我们对稿件进行了多次的通读和重复修改,但是,受译者的英文和中文语言水平和学术水平的限制,本译稿难免存在差错,恳请读者批评指正。

牛延涛

2021 年 4 月

编 者 的 话

诊断参考水平——保持"系统"简单化

什么是 DRL？互联网搜索告诉我们，它是一个首字母缩略词（即一个短语中每个单词首字母组成的缩写）。在互联网上，缩略词 DRL 有 38 种不同的定义，其中"诊断参考水平（diagnostic reference level）"在列表中排第八位，"日间行车灯（daytime running light）"位于首位。

对于放射防护专业人员来说，很容易认为每个人都知道 DRL 代表什么、含义是什么。过去 20 年来，诊断参考水平（DRL）已成为国际放射防护委员会（International Commission on Radiological Protection，ICRP）放射防护举措中一个必不可少的工具，委员会在 15 年前就对这个问题提出了具体建议。

过去的几十年中，医学的各个领域都有飞速的发展，在使用电离辐射进行医学成像和治疗的领域尤为突出。显而易见的是，医疗专业人员要跟上这些变化并不断满足公众日益增长的期望是一个不小的挑战。作为一个咨询机构，ICRP 旨在为包括医学在内的不同行业提供相关和最新的指导。因此，这份关于 DRL 的最新出版物是适时的。放射防护的用语是复杂的，有时会让那些不是此领域专家的人感到困惑。同样，对于 ICRP 来说非常重要的方面是，提供不同成像类型 DRL 应用方面的实用信息，以及相关术语的阐述。

关于 DRL 的一些事实也容易被忽略。它们不能用于单个患者，也不应用作剂量限值。然而，DRL 是最优化过程中不可或缺的工具，主要原因是剂量限值在患者医疗照射中不适用。在收集不同程序的剂量信息调查中，重要的是确定辐射剂量是否存在过高或过低的现象，因为两种情况都可能对患者造成不利影响。

本出版物介绍了术语"DRL 量"和"DRL 值"。对于 DRL 量，建议使用在一个机构中所收集数据的中位值（而不是均值），因为一般认为中位值更加可靠且更能代表患者群体。DRL 的有效性可以通过一段时间的数据比较和趋势回顾记载下来。在过去 30 年的调查中，英国的 DRL 值和剂量均已经显著下降。

随着新型成像技术和程序的引入，DRL 的使用范围进一步扩大。介入放射学和放射诊断程序中已经建立了 DRL 值。这是一项挑战，因为即使是在同一机构，同一程序的患者剂量分布也会很广。不过，许多不同介入程序的数据已经收集，数据库也已成功建立。

人们可能会争论，DRL 不会像适用"诊断"程序那样适用于"治疗"程序。或许 ICRP 应该考虑一个"治疗参考水平"（therapeutic reference level，TRL）或"介入参考水平"（interventional reference level，IRL）。在互联网上，分别有 42 种 TRL 的定义和 31 种 IRL 的定义。特别是引入 IRL，会在放射防护中引发很大的问题，因为类似的缩略词已经在不同的语境中使用过。

当前和可以预知的未来，ICRP 的目标是提供清晰解释而不是概念混淆。据此，委员会建议，术语"DRL"应该继续用于诊断以及介入程序，因为作为最优化工具的目的是一致的，新名称的引入可能会引起更多的混淆。

再回到开始，名称或缩略词是什么？对于那些难以区分缩略词或缩写词的人来说，ICRP 希望继续使用众所周知的 DRL，来保持系统的简单化。

CLAIRE COUSINS

ICRP 主席

医学成像诊断参考水平

ICRP 第 135 号出版物

2017 年 5 月委员会批准

摘要 国际放射防护委员会（ICRP）在 1996 年的第 73 号出版物中首次提出术语"诊断参考水平（DRL）"。这个概念后来得到进一步发展，并于 2001 年给出了实践指南。DRL 已经证实为一个有效的工具，有助于诊断和介入程序中患者医疗照射防护的最优化。然而，随着时间的推移，显然需要更多的建议。主要包括以下几个方面的相关问题：先前指南中所用术语的定义、DRL 值的确定、重新评估和更新这些数值的适当间隔、DRL 在临床实践中的合理使用、DRL 的实际应用方法，以及 DRL 概念在新成像技术中的应用。

本出版物旨在作为这些问题的进一步的信息和指导来源，对一些术语作了阐明。此外，本出版物推荐了各种成像模式所用的 DRL 量，还提供了在介入程序和儿科成像中 DRL 的使用信息。出版物建议，在 DRL 调查行动中利用辐射剂量相关量的自动报告系统，还强调了在医疗从业人员培训课程中包含 DRL 相关内容的重要性。本出版物的目标读者是国家、区域和地方的主管部门，专业学会，以医疗目的使用电离辐射的机构，以及这些机构内负责的员工。委员会提供了一整套的建议。

©2017 ICRP，SAGE 出版。

关键词：诊断参考水平；患者剂量；最优化

ICRP 代表作者

E. Vañó，D.L. Miller，C.J. Martin，M.M. Rehani，K. Kang，
M. Rosenstein，P. Ortiz López，S. Mattsson，R. Padovani，A. Rogers

前　言

半个世纪以前，为了防护的最优化，在使用电离辐射的医学成像中已经开始了对患者剂量相关量的测量。从 20 世纪 50 年代开始，美国和英国就对诊断 X 射线检查的相关量进行了全国性调查。20 世纪 70 年代，美国开始了"全国范围 X 射线趋势评估"（nationwide evaluation of X-ray trends）调查。20 世纪 80 年代，英国国家放射防护委员会（National Radiological Protection Board）[现为英国公共卫生局（Public Health England）]的调查中测量了入射表面的剂量，要么是自由空气中的剂量要么是患者的入射剂量。这些以及类似的调查结果，都是形成 X 射线摄影技术建议和被调查剂量水平的基础。它们首先在美国制订，然后在英国，后来是欧洲。这些建议有多种称呼，如曝光指南、指导剂量、指导水平（IAEA）、参考剂量等。自 1996 年起，在国际放射防护委员会（ICRP）的出版物中将其称为诊断参考水平（DRL）。欧洲委员会（European Commission）在 1997 年的一份医疗照射指令中包含了 DRL。2001 年，ICRP 发布了配套指南，将 DRL 的使用扩展到了介入放射学，并就其选择和实施的灵活性给出了进一步的建议。

本出版物是 ICRP 第 3 委员会工作组（working party）的工作成果，该工作组于 2011 年 10 月 22 日至 28 日在美国马里兰州贝塞斯达举行的年度会议上成立。数字化技术和介入程序，以及新型融合成像技术如正电子发射体层成像 - 计算机 X 射线体层成像等都需要新的和更新后的建议。第 3 委员会意识到，在医学界内 DRL 的正确使用仍然很不尽如人意。本出版物的目标读者是医学物理师、放射医师、核医学专业人员、放射技师以及工业、卫生和监督管理部门。

工作组的成员如下：

E. Vañó（主席）	C.J. Martin	M.M. Rehani
K. Kang	D.L. Miller	

通讯成员为：

S. Mattsson	R. Padovani	M. Rosenstein
P. Ortiz López	A. Rogers	

主委会的主要审核人员为：

J. Boice	C. Cousins

本出版物准备期间第 3 委员会的成员为：

（2009—2013）

E. Vañó（主席）	I. Gusev	H. Ringertz
J-M. Cosset（副主席）	J.W. Hopewell	M. Rosenstein
M.M. Rehani（秘书）	P-L. Khong	Y. Yonekura
K. Åhlström Riklund	S. Mattsson	B. Yue（岳保荣）
M.R. Baeza	D.L. Miller	L.T. Dauer
P. Ortiz López		

（2013—2017）

E. Vañó（主席）	L.T. Dauer	P. Ortiz López
D.L. Miller（副主席）	S. Demeter	P. Scalliet
M.M. Rehani（秘书）	K. Kang	Y. Yonekura
K. Åhlström Riklund	P-L. Khong	B. Yue（岳保荣）
K. Applegate	R. Loose	M. Bourguignon
C.J. Martin		

目　　录

概　　要

1. 引言

（a）委员会在第 73 号出版物（ICRP，1996）中首次提出"诊断参考水平"一词。其概念随后得到进一步的发展，并在配套指南（supporting guidance，ICRP，2001a）中提供了实用性建议。其发展过程和 2001 年建议在附件 A 中进行概述。

（b）正如委员会在第 103 号出版物（ICRP，2007a）中所述，通过使用 DRL 实现了医疗照射防护最优化这一原则。DRL 已被证明是一种有效的工具，可有助于诊断和介入程序中患者医疗照射防护的最优化。DRL 不适用于放射治疗，但在放射治疗的治疗计划、治疗模拟和患者摆位验证等环节的成像中应加以考虑。

（c）随着时间的推移，显然需要更多的建议。以下各个方面都会有一些问题：先前指南中使用的一些术语的定义、DRL 值的确定、重新评估和更新这些值的适当间隔、DRL 在临床实践中的合理使用、DRL 过程的实际应用方法、此概念在特定新型成像技术中的应用（如双能 CT、PET-CT、SPECT-CT、锥形束 CT、数字 X 射线摄影、体层合成）以及在儿科实践中的额外困难，特别是由于体型范围过大导致的困难。

（d）本出版物中，委员会建议使用四个不同的 DRL 术语（定义见词汇表）：

- DRL（调查水平的一种形式。作为一种工具来帮助诊断和介入程序中患者医疗照射防护的最优化）
- DRL 量（一种常见且容易测量或确定的辐射量。用来评估医学成像任务中电离辐射的总量）

1

- DRL 值（DRL 量的一种任意名义值。设定为从调查或其他方法获得的 DRL 量的分布的中位数，其分布的第 75 个百分位数）
- DRL 过程（建立 DRL 值的循环过程。使用 DRL 值作为优化的工具，然后确定更新后的 DRL 值作为进一步优化的工具）

（e）本出版物旨在作为这些问题的进一步信息和指导来源，对一些术语作了阐明。此外，本出版物推荐了各种成像模式所用的 DRL 量，还提供了在介入程序和儿科成像中 DRL 的使用信息，突出了 DRL 值的确定和应用中的常见错误，建议在建立 DRL 值的调查中要利用辐射剂量相关量的自动报告系统，并强调了在医疗工作人员培训课程中包含 DRL 相关内容的重要性。

（f）本出版物的目标读者是国家、区域和地方的主管部门、专业学会、以医疗目的使用电离辐射的机构以及这些机构内负责的员工。

（g）本出版物的第 8 章提供了委员会的全部建议。此外，每一章的开始都有一组要点，概括了这一章的主要观点。为了方便读者，将最重要的观点和建议简要地在下面进行总结。

2. 诊断参考水平

（h）放射防护的正当性和最优化原则是关键的和相互补充的放射安全原则。DRL 是委员会提出的一种调查水平的术语，用于帮助诊断和介入程序中患者医疗照射的防护最优化。DRL 值是针对某种设备类型和特定患者群体典型检查的 DRL 量的选定水平，调查数据来自约定体重范围的患者，或是某些特定情况下的标准模体。DRL 不适用于单个患者。它们是从当地获取的辐射度量数据中导出的任意阈值，这些数据是在全国或区域内收集的。DRL 是对专业判断的一种补充，并不是在良好和较差的医疗实践之间给出分界线。所有参与患者医疗照射的工作人员，都应该熟悉 DRL 并将其作为防护最优化的工具。

（i）DRL 过程的应用，就其自身而言，还不足以实现防护的最优化。最优化一般是指保持检查所提供诊断信息的质量符合医疗目的，同时设法将患者受到的辐射降至合理可达到的最低水平。对影像质量，或者更常说的检查所提供的诊断信息（包括后处理的效果）也必须进行评价。实现最优化的方法，包括 DRL 过程和影像质量的评价，都应该得以实施。某些情况下，最优化可能会导致剂量增加。

（j）低于 DRL 值的剂量，它本身并不表示此程序在开展中所用辐射量已达到最佳水平。因此，委员会认识到，通过使用剂量相关量的全国分布值的中位数（第 50 个百分位数），通常可以获得进一步的改善，从而为优化工作提供额外的指导。如果 DRL 量的地方中位数低于国家中位数，则应在这个进一步优化过程中将影像质量（而不是所用的辐射总量）视为更高优先级。这项建议的基础是，如果当地机构的实践已经达到低于国家中位数的辐射应用水平，则进一步减少辐射的使用量就不是主要关切的问题了。当地实践的辐射水平低于国家中位数时，应优先确保影像质量是足够的。

3. DRL 量和值

（k）DRL 量应与所评价的成像模式相适应，应能评估用于开展医学成像任务的电离辐射总量，应易于测量或确定。当两种成像模式用于相同的程序时（如 PET-CT、SPECT-CT），最好分别设定和表示两种模式的 DRL 值。

（l）一个医疗机构可能需要实施 DRL 过程作为促进优化的工具，但 DRL 值应被视为咨询性的。DRL 的数值应该与选定的医学成像任务的具体临床和技术要求联系在一起。委员会建议在适当数量患者样本的基础上，根据适当 DRL 量的调查来设定 DRL 值。在大多数情况下，仅使用模体是不够的，因为在使用模体时操作者的能力水平所产生的影响没有考虑在内。

（m）DRL 值不是一成不变的。随着检查的不断优化或硬件和软件的改进，DRL 值应该定期更新。当引入新的成像技术时，应该尽可能快地付诸行动，选择并测量合适的 DRL 量和设定 DRL 值。

（n）对于介入程序，在设定 DRL 值时要考虑程序的复杂性，为某一程序的较为复杂的病例设定 DRL 值的倍乘系数可能是较为恰当的。

4. 地方、全国和区域性的 DRL

（o）在每个国家或区域内，应该确定相关的组织来负责 DRL 量的数据整理和 DRL 值设定中的不同任务。DRL 的设定和更新过程应该是灵活的和动态的。对于那些可用数据很少的程序（如儿科患者的介入程序），或只有一个或几个中心能够获取数据的程序，灵活性是必要的。一个动态的过程也是必要的，以允许从这些数据中导出初始 DRL，同时等待进行更广泛的调查。

（p）用于确定 X 射线程序的国家 DRL 值的数据来自调查或登记系统。从一些不同的卫生机构收集患者检查的适当 DRL 量的值。全国各医疗机构 DRL 量中位数分布的第 75 个百分位数，就是"国家 DRL"。

（q）当一个区域（如欧盟）内的许多或大多数国家都有国家 DRL 值时，可以使用这些国家 DRL 值的中位数来确定区域性 DRL 值。这可以为没有自己 DRL 调查或登记的邻国提供最优化或防护的指导，同时对那些当前国家 DRL 值高于区域 DRL 值的国家给予提示，需要进一步优化。

（r）国家和区域 DRL 应每 3～5 年定期修订，或在技术、新的成像协议或影像后处理方面出现重大变化或改进时，进行更频繁的修订。

（s）由于 X 射线检查程序的国家 DRL 需要大量的调查或登记，需要付出大量的努力来开展和分析，因此它们并不能总是对技术的变化作出及时响应。很显然，在那些需要进一步优化的地方，或者没有国家 DRL 值的地方，可以在调查的基础上建立"地方 DRL 值或典型值"来进一步协助优化过程（表 2-2）。应用实例包括：在 CT 中应用迭代重建技术、用平板数字 X 射线摄影（DR）替代计算机 X 射线摄影（CR），以及在牙科 X 射线摄影中使用数字探测器，都可以实质性地降低剂量。另一个例子是使用影像后处理的新方法。在小型医疗机构中，可以使用"典型值"（表 2-2）。

5. 使用 DRL 进行防护最优化

（t）对于特定 X 射线检查室，或者对于放射科或其他医疗机构的医学成像程序，应该将 DRL 量的中位值与地方、全国或区域性的 DRL 值进行比较，以确定此数据是否显著高于或低于预期。

（u）在一个机构中，对于约定体重范围内的代表性患者样本，其 DRL 量的中位数大于地方、全国或区域 DRL 值时，则认为 DRL 值被"始终超过"。

（v）如果任一程序的 DRL 值均被超过，应立即进行调查，不得无故拖延，以确定可能的原因。如果需要采取纠正措施，则应立即实施计划（并记录下来）。

（w）DRL 不适用于单个患者，也不适合作为单个患者或单个检查的触发（警报或警示）水平。此外，DRL 值不是限值。

（x）任何诊断检查的首要任务是获得满足临床目的的影像质量，以便从整个检查中所得的影像能够提供所需的所有诊断信息，而不会危及临床目的。

6. 儿科检查的注意事项

（y）由于患者体型和体重差异显著，不论是放射学成像还是核医学，儿童检查的辐射曝光都有很大变化。患者辐射剂量的这种变化是适宜的。然而，由于技术不当或未能将成像方案从成人调整到儿童，没有考虑到儿科疾病和不同患者体型，这时所导致的患者辐射剂量的变化是不适当的，需要进行防护的优化。

（z）建议在儿科躯干 X 射线检查的 DRL 建立中使用体重分组（参见第 6 章），并在儿科推广应用。

术　语

空气比释动能 - 面积乘积（air kerma-area product，P_{KA}）

在垂直于射线轴的平面上，自由空气中的比释动能（即在没有反散射的情况下）与面积的积分。在许多医学出版物中，这个量的首字母缩写是 KAP（以 $mGy\ cm^2$ 表示）。旧的术语是"剂量面积乘积"，缩写为 DAP。

患者入射参考点空气比释动能（air kerma at the patient entrance reference point，$K_{a,r}$）

在整个 X 射线程序中，距焦点一定距离的空间点（见"患者入射参考点"）累积的空气比释动能，用 Gy 表示。国际电工委员会（IEC，2010）将这个量称为"参考空气比释动能"。美国食品药品监督管理局（FDA）则使用术语"累积空气比释动能"。国际辐射单位和测量委员会（ICRU）尚未为这个量定义一个符号。$K_{a,r}$ 是美国国家辐射防护和测量委员会（NCRP）在第 168 号报告（NCRP，2010）中引入的符号。在许多医学出版物中，这个量所用的首字母缩写是 CAK。在较早的医学出版物中，这个量称为"累积剂量"，也叫做"参考空气比释动能"或"参考点空气比释动能"。

临床核查（clinical audit）

对医学放射程序的系统检查或核查，旨在通过结构化的核查以提高患者照护的质量和结果。根据约定的标准对医学放射实践、程序和结果进行检查，并酌情对实践进行修订，必要时实施新的标准（EU，2013）。

容积 CT 剂量指数（computed tomography dose index of volume, $CTDI_{vol}$）

经过螺距修正的加权 CTDI 或 $CTDI_w$。$CTDI_w$ 是 CT 剂量模体中单层切片的平均剂量的估计（以 mGy 表示）。见 ICRU 87 号报告（ICRU，2012）。

持续超过（consistently exceeded）

将一个机构中 DRL 量的中位数与相应的地方、国家或区域 DRL 值进行比较时使用的术语。"持续"的表达含义是"在大多数情况下"，而不是"在一段时间内"。

累积空气比释动能（cumulative air kerma）

见"患者入射参考点空气比释动能"。

探测器剂量指示（detector dose indicator, DDI）

数字 X 射线摄影设备（计算机 X 射线摄影或数字 X 射线摄影）上显示的一个指标，它与影像接收器的曝光量有关，进而与影像质量有关。设备生产商推荐能够得到可接受影像的 DDI 范围，以便为操作 X 射线设备的放射技师提供曝光水平的指示。也称为"曝光指数"。

确定性效应（deterministic effect）

见"组织反应"。

损害（detriment）

一组受照者及其后代因受放射源照射而对健康造成的总伤害。损害是一个多维的概念。其主要组成部分是随机量：可归因于致死性癌症的概率、可归因于非致死性癌症的加权概率、严重遗传效应的加权概率，以及如果发生伤害而可能损失的生命年。

诊断参考水平（diagnostic reference level, DRL）

诊断参考水平是调查水平的一种形式，作为一种工具用来帮助诊断和介入程序中患者医学照射防护的优化。它用于电离辐射的医学成像,以表明在常规条件下,用于特定程序的辐射量是否异常高或低。对于核医学,使用给药活度(放射性物质的总量),或者最好使用单位体重给药活度。另见"DRL 量"。

剂量(电离辐射)[dose(ionising radiation)]

一个通用术语,在个体暴露于电离辐射但没有指明特定剂量学量时使用。当具体情况确定时,应使用特定剂量学量的名称或符号。

剂量长度乘积(dose-length product,DLP)

计算机体层成像扫描长度为 L 时,用于表示患者授予能的一个替代参量。按照惯例,DLP 的单位是 mGy cm。详见 ICRU 第 87 号报告(ICRU,2012)。

DRL 量(DRL quantity)

一种常用和易于测量或确定的辐射量(如 $K_{a,e}$、$K_{a,i}$、$CTDI_{vol}$、DLP、PKA、$K_{a,r}$、DG、给药活度),用于评估医学成像任务中的电离辐射总量。所选择的某个或某些量都是在每种医学成像模式和医学成像任务中容易获取的。本出版物中,确定了适用于医学成像模式和任务的 DRL 量。除了乳腺 X 射线摄影的平均腺体剂量外,这些量均不是患者所接受的组织或器官剂量,也不是这些剂量的导出量,因为组织或器官剂量不易于测量或确定。

DRL 过程(DRL process)

建立 DRL 值的周期性过程。DRL 值用作优化的工具,随后确定更新的 DRL 值作为进一步优化的工具。

DRL 值(DRL value)

DRL 量的任意名义值。设定为所观察 DRL 量分布的中位数,其分布的第 75 个百分位数,包括①较少的医疗机构(称为"地方 DRL

值"）或②全国范围内多个医疗机构（称为"国家 DRL 值"）。参见"地方 DRL"、"国家 DRL"和"区域 DRL"。

入射表面空气比释动能（entrance-surface air kerma, $K_{a,e}$）

在 X 射线束进入患者或模体时，X 射线束中心轴上的空气比释动能（包括反散射）。在许多医学出版物中，这个量的首字母缩写词为 ESAK，或者是旧术语 ESD（以 mGy 表示）。

曝光指数（exposure index）

见"探测器剂量指示"。

入射空气比释动能（incident air kerma, $K_{a,i}$）

在 X 射线束中心轴上位于焦点到被照体表面的距离处，来自入射线束的空气比释动能（不包括反散射）。在许多医学出版物中，这个量的首字母缩写是 IAK（以 mGy 表示）。

比释动能（Kerma, K）

不带电粒子在质量为 dm 的物质中释放出来的全部带电粒子的动能总和 dE_{tr} 与 dm 的商：

$$K = dE_{tr} / dm$$

空气比释动能的单位是焦耳每千克（J/kg），其特定单位是戈瑞（Gy）（ICRP, 2007a）。"Kerma"是"kinetic energy released in amass"（单位质量中释放的动能）的首字母缩写。

地方 DRL（local DRL）

在一个国家某地区的医疗机构中为特定的 X 射线临床成像任务而设定的 DRL。它是基于合理数量（如 10～20）X 射线室中适当 DRL 量分布的第 75 个百分位数的值。地方 DRL 的设定主要存在两种情况：一是没有国家 DRL；二是虽然有国家 DRL 值，但当地设备或技术能够实现更大程度的优化而低于国家 DRL。

平均腺体剂量（mean glandular dose, D_G）

乳腺 X 射线摄影中，D_G 是乳房腺体组织的平均吸收剂量。腺体组织是乳房的辐射敏感组织。D_G 由特定乳腺 X 射线摄影中使用的入射空气比释动能（$K_{a,i}$）或入射表面空气比释动能（$K_{a,e}$）计算得到。从 $K_{a,i}$ 到 D_G 的转换是线质（即半值层）、阳极材料、滤过、乳房厚度和乳房组成成分的函数。从 $K_{a,e}$ 到 D_G 的转换是所有这些因子的函数，以及来自乳房组织反散射因子的校正。D_G 也称为"average glandular dose"（平均腺体剂量，AGD）（以 mGy 表示）。

医疗照射（medical exposure）

患者因自身的医疗或牙科诊疗而引致的辐射照射；在知情的情况下，自愿帮助扶持和安慰患者的人员（除外职业照射）所接受的照射；以及参与生物医学研究的志愿者所接受的照射。

国家 DRL（national DRL）

在一个国家内基于该国代表性医疗机构的样本数据制订的 DRL 值。DRL 为特定的临床成像任务而设定。DRL 值通常定义为每个医疗机构中适当 DRL 量的中位数分布的第三个四分位数（第 75 个百分位数）。

通告值（notification value）

美国国家电气制造商协会计算机体层成像（CT）剂量核查标准的一个组成部分（XR 25）（NEMA，2010）。当估计的剂量指数高于医疗机构预设值时，如特定扫描协议的容积 CT 剂量指数（$CTDI_{vol}$）或剂量长度乘积（DLP）（由医疗机构选择），符合以上标准的 CT 扫描仪会在开始扫描之前告知操作者。如果超过了通告值，操作者控制台上就会显示警告信息，提示放射技师在进行检查之前核查扫描设置，验证其正确性或修改扫描设置。

患者入射参考点（patient entrance reference point）

介入 X 射线设备的累积空气比释动能的测量点，以合理表征入射到患者皮肤表面的空气比释动能。对于等中心透视设备（C 形臂），患者入射参考点定义为位于 X 射线束的中心轴上，在焦点方向上距等中心 15cm 处（IEC，2010）。

峰值皮肤剂量（peak skin dose，$D_{skin, max}$）

受照最严重的皮肤局部区域（即在透视引导程序中位于原发 X 射线束内最长时间的皮肤局部区域）的最大吸收剂量。ICRU 推荐的皮肤局部区域平均吸收剂量的表达方式是 $D_{skin, local}$（ICRU，2005）。NCRP 对受照最严重皮肤局部区域的最大吸收剂量的表达方式是 $D_{skin, max}$（NCRP，2010）。峰值皮肤剂量用 Gy 表示（NCRP，2010）。

质量控制检测（quality control testing）

用于评估 X 射线设备性能和影像质量的当前状态的定期测量，以确保所发生的任何变化都在容许值之内。

辐射损害（radiation detriment）

见"损害"。

参考模体（reference phantom）

基于医学体层影像计算的拟人模体，解剖结构由小的三维体积元素（体素）来描述，并指定人体各种器官和组织的密度和原子组成。ICRP 提供了成年男性和女性的模体。

参考值（reference value）

在缺乏更具体资料（即用于计算 ICRP 出版物中剂量系数的确切值）的情况下，委员会推荐的用于生物动力学模型的参数值。为了避免在计算中积累舍入误差，与反映已知实验值不确定度的所选值相比，参考值可以指定更高的精度。

参考水平（reference level）

在应急情况或现存可控照射情况下，它代表剂量或风险水平，高于这一水平则认为计划允许照射的发生是不适当的，低于这一水平则应实施防护最优化。参考水平的选择值将取决于所考虑的照射的具体情况。DRL 不是"参考水平"，因为 DRL 适用于包括介入程序在内的医疗照射。医疗照射是计划照射，而不是应急或现存照射的情形。

区域（region）

一组国家，通常以地理位置和（或）文化上的相似性来划定，它们同意联合起来并为患者的剂量测量汇集资源。联合国的区域分类载于 http://unstats.un.org/unsd/methods/m49/m49regin.htm 或 http://www.un.org/depts/DGACM/RegionalGroups.shtml。

区域诊断参考水平（regional diagnostic reference level）

根据医疗机构的代表性样本或多个国家的 DRL 值，在一个区域内设定的 DRL。"区域"一词在本出版物中用来指一组国家。另见"区域"。

登记系统（registry）

信息的集合。登记系统通常是被组织起来的，以便对其中的数据进行分析。登记系统通常没有限制性的纳入或排除标准。它们可以用于评估各种目的的结果，从疾病的自然史到药物或设备的安全性，再到治疗的真实效果。这些信息可用于指导医护人员改进患者的照护。

体型特异性剂量估计（size-specific dose estimate，SSDE）

基于患者体型的计算机体层成像（CT）的患者剂量估计值，它使用对患者或患者图像测量所确定的线性尺寸进行修正。美国医学物理师协会（AAPM）第 204 号报告中，SSDE 值是以 CT 机提供的容积 CT 剂量指数为基础的,但是将来的修改可能包括基于患者投影扫描时所得衰减数据的SSDE校正因子。

标准体型成人(standard-size adult)

如果所收集数据的患者数量有限,那么对患者体型进行标准化是很重要的。患者体型的标准化通常是通过限制体重来实现的。选择的平均体重应该接近所考虑人群的平均体重。一些国家中,平均体重(70±10)kg可能是合适的。对于成年人,通常使用体重在一定范围内的患者数据来实现(如可以使用50~90kg的体重范围来实现70kg的平均体重)。

辐射随机性效应(stochastic effects of radiation)

恶性疾病和遗传效应,其发生概率(而不是其严重程度)被认为是无阈值的剂量的函数。

组织反应(tissue reaction)

细胞群的损伤,其特征是存在阈值剂量,且反应的严重程度随着剂量的增加而增加。组织反应以往称为"确定性效应"。在某些情况下,组织反应可以通过辐射后的程序得以改变,包括卫生保健和生物反应调节剂。

体层合成(乳腺数字体层合成)[tomosynthesis(breast digital tomosynthesis)]

从多个角度对乳房进行多次X射线照射,信息发送到计算机,处理后产生整个乳房的三维影像。

典型值(typical value)

对于某一临床成像程序DRL量的数据分布的中位数。数据的分布包括来自拥有多个X射线室的一个特定医疗机构,或来自少数几个医疗机构。这些数据来自当地的调查或对当地数据的回顾。类似于地方 DRL，典型值可以用作指南，通过提供一个当地的比较对象来鼓励医疗机构的进一步优化。当 X 射线室（或医疗机构）的数量太少而无法确定地方 DRL 值时，可以使用典型值。可以为单个机构设定典型值，以提供与新技术相关联的比较对象。

体素模体（voxel phantom）

见"参考模体"。

1. 引 言

- 诊断参考水平（DRL）是委员会关于调查水平的一种形式的术语，旨在实现医疗照射中患者防护的最优化

- 委员会推荐使用两个新的术语，即"DRL 量"和"DRL 值"；前者是常用且易于测量或确定的辐射度量，旨在评估医疗成像任务中所使用的电离辐射总量；后者是对某一 DRL 量规定的一个名义值，一般设定为 DRL 量分布中位数的分布的第75个百分位数

- DRL 已被证明是一种有效的工具，促进电离辐射检查开展防护的最优化

- 参与患者医疗照射的所有工作人员都应该熟悉 DRL 过程，它是防护最优化的工具之一

- 仅仅 DRL 的应用对于防护最优化是不够的，相应影像的诊断质量也必须进行评价

- 委员会认为，使用 DRL 量的全国分布的中位数（全国 DRL 值的获得也采用同样的分布），是提高优化水平的有用附加工具

- 用作 DRL 量的辐射量应该便于测量或获得，比如诊断放射学中的空气比释动能面积乘积（P_{KA}）和入射表面空气比释动能（$K_{a,e}$）；CT 中的容积 CT 剂量指数（$CTDI_{vol}$）和剂量长度乘积（DLP）；诊断核医学中的给药活度或更适合的单位体重给药活度

- 有效剂量作为 DRL 量并不合适。有效剂量是一个无法测量的量，且不能评估医学成像任务的电离辐射总量。使用有效剂量会引入一些基于 DRL 目的所不需要或不相关的额外因素

- DRL 不能作为剂量限值使用。剂量限值不适用于患者的医疗照射

- 一个机构的 DRL 量分布的中位数应该与 DRL 值进行比较,但单个患者的 DRL 量的值不能与 DRL 值相比较。因为 DRL 的制订是以实现患者群体防护最优化为目的,是基于标准患者群体而不是单个患者
- DRL 过程应该用于持续的质量保证(QA)过程,在任何优化后进行重复调查,并在适当的时间间隔重复整个过程

1.1. 目的

(1)本出版物为特定成像模式 DRL 的实际应用提供指导,审核确定 DRL 值的方法,对 DRL 值的定期修订提供建议,并为特定成像模式推荐适用的 DRL 量。DRL 值的汇总有很多来源(Hesse et al., 2005; ICRP, 2007b; Padovani et al., 2008a; Botros et al., Hart et al., 2009, 2012; Miller et al., 2009, 2012a; Etard et al., 2012; Foley et al., 2012; NCRP, 2012; Samara et al., 2012; ARSAC, 2014; Lassmann and Treves, 2014; Sanchez et al., 2014),为此,本出版物不是提供 DRL 值的列表,而是讨论设定和使用 DRL 值时应考虑的一些问题。同时,在开展调查、确定 DRL 值和临床机构中应用 DRL 过程等方面,给出了委员会的一些建议。

(2)本出版物采用的 DRL 量的符号都是国际辐射单位和测量委员会(ICRU)定义的。为了方便读者,表 2-3 列出了这些量的名称、ICRU符号和常用符号。

1.2. 术语

(3)在 1990 年建议书中(ICRP, 1991),委员会描述的参考水平(用于患者医疗照射以外的用途)是指一些可测量的量的值,当高于这些值时就应该采取特定的行动或决策。它们包括记录水平、调查水平和干预水平。当高于记录水平时就要把结果记录下来,低于记录水平时即可忽略;当高于调查水平时就需要检查这个结果较高的原因或可能

的影响；当高于干预水平时就应该考虑采取一些校正行动。1996 年，ICRP 引入了 DRL，作为调查水平的一种形式，用于确定在患者医疗照射中可能需要防护优化的情况（ICRP，1996）。在该出版物中，委员会推荐使用两个新的术语："DRL 量"（一类常用且易于测量或确定的辐射单位，旨在评估医疗成像任务中所用电离辐射的总量）和"DRL 值"（DRL 量的任意名义值，是调查或其他方式所得 DRL 量分布中位数的分布的第 75 个百分位数）。

（4）在 2007 年的建议书中（ICRP，2007a），委员会在计划照射情况中使用"剂量约束"这个术语，在现存和应急照射情况中使用"参考水平"这个术语。因此，当时"参考水平"不能用于医疗照射情况。同样，尽管患者的医疗照射属于计划照射情况，也不能使用"剂量约束"。

1.3. 历史

（5）Wall 和 Shrimpton（1998）回顾了出于防护最优化目的而与患者剂量有关的测量量的应用情况。自 20 世纪 50 年代始，美国和英国就针对诊断 X 射线检查的一些使用量开展了全国性的调查。在 20 世纪 70 年代，美国的全国范围 X 射线趋势评价（Nationwide Evaluation of X-ray Trends）开始调查（FDA，1984）。20 世纪 80 年代，英国国家放射防护委员会[National Radiological Protection Board，NRPB，现在为 Public Health England（英格兰公共卫生局）]的调查，测量了患者的入射表面照射量，即患者入射剂量或自由空气中的剂量（Shrimpton et al.，1986）。这些调查以及类似的其他调查结果，都是放射摄影技术和所调查辐射量水平的建议书的基础。这些建议书始于美国（Jensen and Butler，1978；CRCPD/CDRH，1992），紧接着是英国（Shrimpton et al.，1989；NRPB/RCR，1990），随后在欧洲形成（EC，1996a，b，1999a，b；Neofotistou et al.，2003；Padovani et al.，2008a）。这些建议书中使用的称谓也不同，比如曝光指导（exposure guides）、指导剂量（guideline doses）、指导水平（guidance levels）（IAEA，1996）、参考剂量（reference doses）等，直到 73 号出版物（ICRP，1996）中使用了诊断参考水平（DRL）。

（6）2001 年，委员会出版了配套指南 2（Supporting Guidance 2，ICRP，2001b），随后可在委员会网站（www.ICRP.org）上免费下载（ICRP，2001a）。在 60 号和 73 号出版物及配套指南 2 中所涉及的委员会关于 DRL 的指导汇总，都包含在了 105 号出版物中（ICRP，2007c）。

（7）在欧洲，DRL 被正式纳入欧盟理事会指令 97/43/EURATOM（欧洲原子能共同体）（EC，1997），欧盟的各成员国都有义务把 DRL 作为最优化的一种策略来建立和使用。欧洲委员会（EC，2013）重申了这一义务，提出了建立、定期审核和使用 DRL 的要求。2013 理事会指令还指出，只要 DRL 被持续超过，就应该启动相应的当地核查，如果需要，就应毫不迟疑地采取校正行动。自 1990 年始，欧洲委员会启动了若干研究项目，旨在收集患者剂量和影像质量的数据，建立成人和儿童摄影及 CT 影像质量标准的导则，促进 DRL 的应用（EC，1996a，b，1999a，b）。1995 年至 2005 年期间，开展的关于数字和介入放射学的附加项目（SENTINEL，2007；DIMOND，2006），为新型的成像模式建立了初始的 DRL 值。

1.4. DRL 的有效性

（8）DRL 过程是患者医疗照射防护最优化的一个有效工具。在美国，乳腺摄影照射量全国趋势的质量保证程序是这种方法有效性的早期证明（Jensen and Bulter，1978）。最初的调查使用模体收集了 19 个州的医疗机构的入射照射量数据。在这些数据的基础上，接受过培训的调查员拜访了剂量过高或过低的机构，并对成像程序方面提出了一些改进建议。一年后的随访显示，平均入射照射量显著降低，入射照射量分布的标准差减小，同时影像质量得到改善。

（9）在英国，自 20 世纪 80 年代中期开始，大约每 5 年收集一次数据，根据 2005 年调查结果所确定的 DRL 值比 2000 年调查的相应值降低了 16%，大约是 20 世纪 80 年代中期所调查相应值的一半（Hart et al.，2009，2012）。欧洲委员会 1997 年医疗照射指令文件中对这个工具的价值给予了认可（EC，1997）。

（10）DRL 过程是一个辅助优化的工具，但只能通过患者剂量核查的过程来实现。DRL 过程应该以持续的方式应用，在任何优化之后重复调查，然后在一个适当的时间间隔后重复完整的患者剂量核查。

1.5. DRL 当前使用中的问题

（11）当前，在应用 DRL 过程的实践中存在诸多问题：针对单个患者（或一次检查）错误使用 DRL 值，而不是针对患者群体或一系列检查；将 DRL 值错误地作为单个患者或一次检查的剂量限值；使用模体或不恰当测量的辐射输出值来设定 DRL 值；当成像系统之间存在技术差异，以及相同检查由于不同临床指征所需的必要影像质量存在差异时建立 DRL 值；用来表征影像质量。此外，在儿科放射学中也存在问题，由于接受检查的特定体型的儿童患者的数量较少，所以缺乏用于设定 DRL 的相关研究和数据。

（12）随着时间的推移，显而易见的是，需要额外的指导来帮助临床正确的开展 DRL 过程。需要阐述清楚以下问题：以往的指导文件中使用的一些术语的定义；DRL 值的确定；重新评估或更新这些值的适当时间间隔；DRL 过程在临床实践中的适当应用；这个工具的实际应用方法；特定新型成像技术的 DRL 概念的应用（如双能 CT、正电子发射体层成像（PET）-CT、单光子发射体层成像（SPECT）-CT、数字 X 射线摄影、体层合成）。第 7 章对临床实践中 DRL 过程的实施提供了一些建议。

1.5.1. DRL 值不适用于个体患者

（13）对个体而言，合理的和最优化的剂量取决于患者的体型和医学成像任务的目的。一旦对"标准"患者的检查协议进行了优化，成像设备的自动控制机制就应该能够对较小体型和较大体型患者的技术参数进行适当调整。对核医学而言，在一些情况下根据体重来确定给药活度。

（14）2010 年，美国国家电气制造商协会（NEMA）发布了 CT 剂量核查标准（XR25）（NEMA，2010），CT 扫描仪制造商开始在他们的产品上落实此标准。执行该标准的 CT 扫描仪，当估计的剂量（$CTDI_{vol}$ 或 DLP）高于两个预设值的一个或两个时，会在开始扫描前通告和警示操作者。其中之一的"通告值"，是为特定扫描协议设定的数值。CT 剂量核查标准没有为通告值提供具体的数值。虽然美国医学物理师协会（AAPM，2011b）为通告值给出了一些具体数值，但有些机构却选用了 DRL 值。这种用法是不合适的，因为 DRL 值是针对患者群体的防护最优化，而不是用于个体患者。

1.5.2. DRL 值不是剂量限值

（15）委员会对剂量限值的应用原则是这样阐述的：除患者的医疗照射外，任何个人接受来自监管放射源的计划照射的总剂量不应超过委员会推荐的合理限值（ICRP，2007a, c）。值得注意的是，这一原则明确排除了患者的医疗照射。剂量限值不适用于医疗照射，委员会将医疗照射定义为"患者个人在诊断或治疗过程中的照射（或患者胚胎／胎儿或哺乳期婴儿的照射）及其安慰和照护者的照射"（ICRP，2007c）。

（16）正如委员会所阐述的，假如患者接受的医疗照射经过了正当性判断且接受的剂量与医学目的是相符的，那么对患者的医疗照射使用剂量限值或剂量约束是不恰当的，因为这种限值或约束时常弊大于利（ICRP，2007c）。因此，显而易见的是，DRL 值不能理解为剂量限值，也不能作为剂量限值来使用。

1.5.3. DRL 值应基于临床实践

（17）对 X 射线成像，DRL 值通常应根据患者检查中所得到的数据即 DRL 量的值来确定。过去常使用模体，但委员会现在推荐通过患者检查的调查来设定 DRL 值，因为 DRL 值应该与医学成像任务中特定的临床和技术要求密切相关。从患者检查中收集到的数据能够展现出这些数据分布的概况，而使用简单的模体则无法观察到。

（18）本出版物讨论了何时使用模体或开展患者调查是更加适宜

的，以及使用模体替代患者调查的局限性。同时介绍了基于特定的成像模式和其他方面来确定 DRL 值的适宜方法，并讨论了当采样数据有限时该如何设定 DRL 值。

（19）委员会以往曾建议，用于 DRL 的辐射度量（DRL 量）应易于测量，比如诊断放射学中的吸收剂量（在简单标准模体或典型患者表面的空气或组织等效材料中测量），以及诊断核医学中的给药活度（ICRP，2001b）。DRL 量应该能够评价在开展医学成像任务中所使用的电离辐射的大小。所选用的一个或多个量应该是每种类型的医学成像模式或医学成像任务中已经使用的量。

（20）"有效剂量"这个量，在 ICRP 放射防护体系中用作它用，也曾被建议用于 DRL。然而，它并不适用于此目的，因为它不能直接评价医学成像任务中所用电离辐射的大小，且引入了一些与 DRL 无关或不必要的额外因素。此外，有效剂量的计算方法也并非完全一致，不能够方便地使用。因此，有效剂量不应用作 DRL 量。反过来说，剂量指示（dose indicator）值的比较也不能总是替代有效剂量的比较（对于相同检查），因为相对于剂量指示，线质会对患者的实际有效剂量产生相当大的差异。

1.5.4. 影响 DRL 值的技术和临床指征

（21）DRL 值取决于在特定时间点上的实践状态和可用技术。技术的进步可以使 DRL 量的数值低于调查分布的任意百分位数，且保持足够的影像质量。当技术的革新或改变导致辐射剂量产生显著、一致且可识别的差异时，可能需要单独的 DRL。使用敏感度更高的数字 X 射线摄影（DR）系统来替代计算机 X 射线摄影（CR）系统就是一个实例。另一个实例是 CT 中采用了迭代重建，该重建算法使得 CT 在较低患者剂量下采集影像。这种情况下，基于滤波反投影算法建立的 DRL 值，来表示使用迭代重建算法的 DRL 量的值是否不寻常的高，是不适宜的。

（22）委员会在 73 号出版物中阐明，"原则上讲，选择一个较低的参考值是有可能的，当低于此值时剂量就会太小而不能提供足够好的影像质量。但是,这样的参考水平却很难设定,因为除剂量外还有其他的因素会影响影像质量"(ICRP,1996)。设备间的技术差异也使得将 DRL 值设定在低限时会出现问题。

(23)一些情况下,不同的临床指征对某一检查的影像质量需求也是不同的,因此也就需要不同的辐射剂量。比如,为了排除肾结石的腹部 CT 扫描所采用的 DRL 量的值,要低于对肿瘤进行定性的腹部 CT 的扫描。因此,理想状态下这些不同指征的 DRL 值应是不同的。对特定的筛查,如低剂量 CT 肺癌筛查来说也是如此。对于某一些检查,DRL 的设定若缺乏临床指征则毫无价值。与临床任务相关的剂量和影像质量需求方面的更多信息的汇总,是需要更加关注的领域。注意,欧洲放射学会(ESR)使用的术语"临床指征"(clinical indication)或"临床 DRL"(clinical DRL),等同于 ICRP 使用的术语"临床任务"(clinical task)。

(24)对于随访检查的优化是一个需要特别关注的领域。这些检查协议通常不需要相同的诊断信息,因此也就不需要相同的患者辐射剂量,但在明确诊断的最初检查中却是有必要的。随访检查应该根据它们的目的进行适用性的优化,进而降低辐射剂量、节省检查时间。

(25)对于介入程序,患者辐射剂量的大小很大程度上取决于介入程序的类型和复杂程度。即使是相同的介入程序,其复杂度也会由于临床指征的不同而发生变化。例如,由于输尿管梗阻(造成肾脏收集系统膨胀)需要开展的肾造口术,患者所需的辐射剂量要低于为输尿管漏或结石移除通道所进行的相同的介入程序(由于肾脏收集系统未膨胀,其操作的复杂度和难度都较高)(Miller et al.,2003)。

1.5.5. 影像质量不容忽视

(26)任何诊断成像最首要的任务是获得满足临床目的的影像质量,因此,整个程序中所获得的影像应该提供所需的所有诊断信息,临床目的不能打折扣。"影像质量"可以应用于单幅影像(如后前位胸片),但采集和使用多幅影像进行引导或诊断时,比如在透视、电影摄影、数字减影血管造影和旋转血管造影等情况下仅评价一幅影像的质量就不合适了。在这些成像模式中，单幅影像的质量可能较差，但对于多幅影像的评估，无论是连续性的还是结合使用递归滤波的，在信息量方面可能是足够的。

（27）在欧洲，已经为特定的成人和儿童 X 射线片明确和约定了表征影像质量的标准（EC, 1996a, b）。适用于 CT 的类似标准也已制订（EC, 1999a），但这些标准至今已有 17 年之久，没有将当前的发展包含在内。此外，其他成像模式缺乏类似的标准。这是一个需要重新审视的领域。

（28）本出版物中，委员会强调了将患者受照剂量与影像质量之间联系的重要性。仅使用 DRL 值来实现辐射防护最优化是不够的，还必须同时对影像质量进行评价。对医疗照射而言，辐射防护最优化的最佳阐述方式是，对患者受照剂量进行管理使之与医学目的相适配（ICRP, 2007c）。如果辐射剂量降低到某一水平导致影像质量或诊断信息不能满足医学目的，要么是过多地降低了剂量或剂量率，要么是未能获得足够数量的影像，则最优化没有得到实现。

1.6. 本出版物的基本理念

（29）委员会最近出版的关于 DRL 的导则距今也有 10 年之久了（ICRP, 2007c）。委员会相信在一些领域提供附加的导则是有用的，可以是 DRL 的应用、DRL 值的进展、对以往推荐内容的解释，以及针对新技术的建议。一个主要的变化是，利用机构 DRL 量的中位值与国家或区域的 DRL 值进行比较，而不是使用机构 DRL 量的平均值。中位值被认为是一种比平均值更可靠的估计量，以及由于使用电子数据收集方法可获得大量的患者检查数据，它提供了一个对患者群体更具代表性的量。

（30）早期 ICRP 出版物中使用的一些术语没有明确的定义，本出版物阐明并定义了这些术语，如地方、国家、区域 DRL 和"持续超过"。在特定情形下关于恰当使用地方 DRL 方面也存在一些困惑，本出版物中委员会就如何使用地方 DRL 给出了一些建议。此外，针对有些机构使用不同类型或水平的技术，引入"典型值"的概念，这个典型值是一个机构或多个机构中 DRL 量的值分布的中位数。具体例子包括：采用迭代剂量降低算法的新型 CT 扫描仪、使用先进的剂量降低软件的介入透视系统、使用数字 X 射线摄影探测器的牙科摄影。

（31）绝大多数已发布的 DRL 值都是基于标准成人的，本出版物中，委员会建议建立并应用儿童的 DRL 值（参见第 6 章）。本出版物定义了标准成人的体型，并采用了欧洲委员会关于儿童 DRL 的一些工作成果（EC, 2016）。

（32）本出版物讨论了核医学中 DRL 的应用，核医学中对 DRL 的评估方式有别于 X 射线成像（参见第 5 章）。给药活度（绝对值或基于体重的调整值），用作 DRL 量。核医学中，DRL 值通常代表的是典型值或最佳值，而不是调查水平。在一次检查中，一些成像模式使用不止一种成像方法对患者产生辐射（如 PET-CT, SPECT-CT）。本出版物中，委员会推荐使用 DRL 过程以便在这些成像模式中实现放射防护最优化。

（33）委员会以前未就 DRL 值定期修订的时间间隔给出建议。在欧洲，基本安全标准方面的新指令，要求定期对 DRL 值进行修订（EC, 2013）。本出版物中，委员会为定期修订的时间提出了标准，同时建议使用自动数据收集和登记的方法，为建立和修订 DRL 值提供数据。

（34）在患者医疗照射防护中，DRL 值作为调查水平是有用的，但不能对怎样实现可达到的最优化水平提供指导。基于此目的，NRPB 于 1999 年推出了一个新工具即"可达到剂量"（achievable dose）（NRPB, 1999）。可达到剂量定义为 DRL 量的一种水平，这个水平通过广泛使用的标准技术即可达到，且不影响足够的影像质量（NRPB, 1999）。NRPB 引入这个概念是在不损害放射检查的临床目的前提下，为获得诊断程序中利益与风险的最大差异而做的进一步努力。基于抽样的平均值，NRPB 提出了可达到剂量的建议值，被抽样部门所采用的技术均符合欧洲委员会的建议要求（NRPB, 1999）。

（35）2012 年，美国国家辐射防护和测量委员会（NCRP）进一步讨论了可达到剂量的概念，并建议可达到剂量应该设定为调查所得 DRL 量分布的中位值（第 50 个百分位数）（NCRP，2012）。委员会认为 NCRP 的这种方法是有用的［也就是，使用 DRL 量的国家分布中位值（国家 DRL 值的获取也使用同样的分布）作为推进最优化的补充工具］。

（36）DRL 量的国家分布中位值在改善最优化方面可能有额外作用。在不影响影像质量的情况下，患者剂量可以在一定程度上减少，但不能降低太多以致影像不能用于诊断。委员会（ICRP，1996）以前曾指出，原则上，可以有一个特定的附加值作为一个简单的测试来识别患者的剂量处于低水平状态，同时，影像质量的核查应为第一要务（也就是说，低于该辐射剂量时可能不足以获取适合的医学影像）。由于在用的设备范围很广，确定一个特定值是有问题的，但是也必须认识到用于推导 DRL 值的分布的中位值是一个临界点，当低于它时，如要采取进一步的优化措施，应优先考虑影像质量而非辐射剂量。此外，还应尤为关注辐射剂量水平处于第一个四分位数以内（第 25 个百分位数）的机构的影像质量。

（37）委员会曾指出，DRL 原则上可以用于介入透视中相关随机性效应的剂量管理（ICRP，2007c）。遗憾的是，在介入透视程序中应用 DRL 具有一定挑战性，因为即使是在同一机构开展的同一种程序，患者的剂量分布也很广泛（Vano and Gonzalez，2001；ICRP，2007c）。绝大多数已公布的用于介入程序的 DRL 值，与用于常规放射检查中的 DRL 值一样，都是基于 DRL 量所收集数据分布的第 75 个百分位数确定的（Neofatistou et al.，2003；Padovani et al.，2008a；Hart et al.，2009，2012；Miller et al.，2009，2012a）。委员会以前建议过一种可能的方式，充分考虑介入程序的复杂度，根据不同的患者解剖、病灶特征和疾病的严重程度对 DRL 值进行调整。其中，经皮冠状动脉成形术（Bernardi et al.，2000）和介入放射程序的选择（Ruiz-Cruces et al.，2016）的复杂性已经被量化。国际原子能机构（IAEA）利用程序的复杂性对特定心脏介入程序 DRL 值的建立进行了可行性探索，以使所用的辐射剂量正常化（Balter et al.，2008；IAEA，2009）。

（38）评估介入程序的复杂性需要大量的临床数据，但这些数据通常难以获得。为此，NCRP 建议了另一种适用于随机性效应的方法，该方法使用某种特定介入程序适宜 DRL 量的所有病例数据，而不仅仅是样本病例（NCRP，2010；Balter et al.，2011；Miller et al.，2012a）。本出版物中，委员会讨论了为介入透视建立 DRL 值所采用不同方法的优劣，并对 DRL 量给出了建议（参见第 4 章）。

（39）DRL 不适用于组织效应（即放射性皮肤损伤）的风险管理。委员会已经介绍了管理该风险的其他方法（ICRP，2013a）。

1.7. 目标读者

（40）DRL 是用于医学成像防护最优化的有效工具。在不同的国家，会有不同的人员在医疗机构中负责开展放射防护最优化。这些人员中的首要责任人可能是医学物理师、医师、放射技师或部门管理者。但是，让患者接受医疗照射的所有人员都应该熟知 DRL，将其作为放射防护最优化的一个工具。理想的情况是，拥有一个由放射医师、放射技师、医学物理师和其他相关人员组成的辐射剂量与影像质量最优化的团队，但不得不承认在许多机构中是不可能的。

（41）本出版物的目标读者是国家、区域或地方的主管部门；教育学术团体和临床团体；专业学会；以及使用电离辐射进行医疗照射的机构以及这些机构的负责人。特别是放射医师、心内科医师和其他使用电离辐射的从业者所组成的医学专业学会，应该推动质量保证和质量改进项目，包括使用 DRL 过程对所用辐射剂量进行评价。

1.8. 小结

（42）在医疗照射患者放射防护最优化方面，DRL 已经被证明是一个有用和有价值的工具。本出版物中，委员会完善了现有的关于如何使用 DRL 和确定 DRL 值的建议，并进一步给出了旨在消除疑虑和误用的其他建议。这些建议应该有助于阐明 DRL 如何合理使用，并就如何在更广泛的成像模式和临床情形中应用它提供了指导。同时，也有助于防止不合理地使用 DRL，比如将 DRL 值视为一种限值、将 DRL 值应用于个体患者或者使用难以和不能直接测量的量来建立 DRL 值等。

2. 开展调查以建立 DRL 的考虑因素

- 在适当或必要时，国家或州法律应该明确确定，在整理 DRL 量的数据和建立 DRL 过程中哪些组织负责哪些不同的任务

- 建立 DRL 的第一步是确定哪些检查或程序需要建立 DRL。这些检查或程序应该能够代表当地常规进行的检查，具有最高的检查频率或最高的患者辐射剂量。同时，这些检查的 DRL 量的评价也应是具有可操作性的

- 所记录的主要变量应该是便于评价的量，尤其是一些可以直接测量或者从成像设备上获得的量（如 P_{KA}、$K_{a,e}$、DLP、$CTDI_{vol}$、给药活度），以表明所使用的辐射剂量或给药活度

- 建立 DRL 值的全国性调查，通常包含有足够工作负荷的大型或中型机构，以确保获得有代表性的患者数据。所抽样本也应考虑医疗保健机构的覆盖范围。登记系统也可以作为建立 DRL 值的数据来源

- 在一个机构内开展的某项检查的调查，通常收集至少 20 个患者的 DRL 量的数据（诊断透视或 CT 检查最好收集 30 个患者的数据，乳腺摄影最好收集 50 个患者的数据）

- 在所有成像机构中随机选择一小部分进行调查，可提供一个良好的起点。在最初尝试中，采集 20～30 个机构的结果就足够了。在一些成像机构不足 50 个的小国家，调查 30%～50% 的机构就足够了

- 医院和放射科信息系统（即 HIS 和 RIS）能提供大量的患者数据，适于通过登记系统来采集。如有可能，建议使用对这些数据的电子传送方式

- 在调查中应该对患者体重进行标准化,除非使用大样本量
- 用于患者剂量测量的所有剂量仪、P_{KA} 计等应定期校准,并可溯源到一级标准实验室。医学物理师应对 X 射线系统所产生和传输的 DRL 量的数据准确性进行定期验证
- 现在,委员会建议在调查中应该使用每个机构的 DRL 量的中位值(而不是平均值)。国家 DRL 应该设定为从代表性成像中心所抽样本的中位值的第 75 个百分位数
- 如果一个区域内有许多或大多数国家建立了国家 DRL 值,应该使用这些国家 DRL 值的中位数来确定区域性 DRL 值
- 全国和区域 DRL 应该定期(3~5 年)修订,或者在技术、新的成像协议或影像后处理发生重大变化时修订
- 发布的 DRL 值应该随附一份来自地方团体、国家或区域的声明。声明中应含有所收集的患者数据、数据所依据的标准患者的体型、具体影像检查的细节及调查的日期
- 应该将临床影像质量评价作为最优化过程的一部分来开展,并尽可能使用客观的评价方法
- 地方 DRL 和典型值可以作为最优化的附加工具
- 使用辐射剂量结构式报告(RDSR)中的结构式数字表格来整理数据,可使剂量的分析得到加强,有助于进一步的剂量优化

2.1. 引言

(43)这一章主要涉及一些诊断程序的 DRL 方案的制订和 DRL 值的建立,包括:X 射线摄影、透视、乳腺 X 射线摄影、牙科和核医学。数字 X 射线摄影、CT、核医学和多模态程序将在第 5 章中涉及,儿科检查的具体考虑会在第 6 章中讨论,这里讨论的是适用于所有诊断成像检查的一般原则。DRL 的最初形成是基于一种假设,即所有检查都是"标准"的,在特定摄影设备上进行的特定检查,其 DRL 量的值只随体厚(或体重的其他度量)发生变化。介入程序就其性质而言是非标准的,将在第 4 章单独讨论。

（44）DRL 是调查水平的一种形式，有助于实现诊断和介入程序中患者医疗照射防护的最优化。一个 DRL 是根据约定体重范围内患者群体（或在特定情况下使用标准模体）在多种设备上完成的特定检查来确定的。它来自数据分布中的任意阈值，而不是一个科学的限定。DRL 是对专业判断的补充，而不是提供一个好的和坏的实践的分界线。

（45）DRL 使用"DRL 量"，通常是易测量或者容易确定的量或度量[例如 $K_{a,e}$、入射空气比释动能（$K_{a,i}$）、$CTDI_{vol}$、DLP、P_{KA}、患者入射参考点空气比释动能（$K_{a,r}$）、平均腺体剂量（D_G）、给药活度]，来评估用于开展医学成像任务的电离辐射量的大小。这些量与辐射总量相关，但不是患者组织和器官的实际吸收剂量。

（46）所选择的量要适用于每种类型的医学成像模式和医学成像任务。DRL 用于评估，在常规条件下从具有代表性的、体重在约定范围内的患者群体中，所获得的某一特定程序的 DRL 量的中位值，是否存在不正常的高还是不正常的低。

（47）DRL 应该代表着地方、国家或区域所开展的成像程序。在一些国家，医院或卫生主管部门可能会设定自己当地的 DRL 值。它们可用于那些没有国家 DRL 值的程序的优化，或者通过当地实践获得了比国家 DRL 值更大程度优化的成像程序。当没有国家或区域性 DRL，或者只是为了鼓励进一步的优化时，它们可以设定更低的值以适应新技术带来的更低患者剂量。这些地方 DRL 值将根据当地患者的调查来设定，并用作成像机构未来 QA 程序的比较对象。

（48）"DRL 值"是 DRL 量的一个选定数值，是在一个国家或区域内的卫生机构中收集到的 DRL 量分布中位数的第 75 个百分位数。DRL 值不是固定不变的，随着优化的持续或者硬件和软件的改进，应该定期更新。当引入新的成像技术时，应该努力在可行的情况下尽快测量适当的 DRL 量并设定 DRL 值。用于收集和管理剂量相关数据的软件工具，可简化 DRL 值建立和更新的过程。

（49）在核医学中，DRL 代表着对一般患者进行检查时可接受的给药活度水平。核医学中使用 DRL 的实践不同于诊断放射学，尽管它们有类似的目的,即协助建立良好临床实践所需的约定要求。关于核医学和融合成像程序 DRL 的讨论详见第 5 章。

(50)对于一个医疗机构中放射科或其他科室的特定 X 射线室,所开展诊断程序的 DRL 量的中位值,可以与 DRL 值进行比较来确定本室的中位值比预期的高还是低。这种将当地实践数据与 DRL 值进行的比较,是防护最优化的第一步,并能够表明是否应该对当地的实践进行核查。

(51)如果某一特定 X 射线室内某一特定类型检查的 DRL 量的中位值超出了相应的 DRL 值(或小于某个特定的百分位数),医疗机构应立即进行内部核查。此核查应确定使用适当辐射来改进实践的方法,或者证实在临床上使用这种较高(或较低)辐射剂量是合理的。

(52)符合 DRL 值并不一定表明影像质量是适当的,或者所开展的检查就是使用了最适宜的辐射剂量。影像质量的评估必须作为最优化过程的一部分。将本机构 DRL 量的中位值与用来确定 DRL 值的分布的中位值进行比较,可以表明何时应该把注意力集中在影像质量上,从而也有助于优化过程(参见 2.6.2)。

2.2. 设定 DRL 值的方法

(53)第一步或许也是最困难的一步,就是 DRL 值的设定。这应该与医学成像任务的具体临床和技术要求相结合。即使是对相同身体部位的成像,在某种情况下所选的数值可能不适用于不同的临床和技术要求。这些要求可以是通用的,也可以是特定的。

(54)一般来说,对于大多数检查类型,DRL 值应基于对患者检查进行调查或数据登记时所做的测量。很难确定一个 DRL 量的值是否恰好足够低,以及影像质量是否恰恰足够好以提供所需的诊断信息。从调查或登记系统汇集数据所提供的结果,可以决定 DRL 量的特定值,这个值所产生的影像满足大多数放射医师的诊断需求。

(55)模体可用于评估通过自动曝光控制(AEC)所获得的一般曝光剂量,以比较不同 X 射线设备的性能(Conway et al.,1992),或用于核查乳腺 X 射线摄影设备的性能，但使用基于模体的调查来设定 DRL 值是不合适的。模体数据不一定能反映医学成像任务的临床和技术要求。同时，它们未考虑操作者的因素，也可能没有使用与患者数据调查时相同的成像协议。如果使用了模体，那么它们的使用应该仅仅是建立一个基于患者测量的较为完整系统的第一步。

（56）使用患者检查数据来设定 DRL 值的一个例外是牙科摄影设备（参见第 3 章）。由于大多数成人牙科成像都使用相同的标准曝光设置，因此在适当设置时齿顶处的输出测量值（$K_{a,i}$），可视为每台口内牙科摄影机的中位入射空气比释动能或患者剂量。然后，可以根据不同牙科设备测量值的分布来设定 DRL 值。

（57）不同类型诊断成像检查的推荐方法汇总在表 2-1 中。对于标注为较低优先级的检查，仍然建议设定 DRL 值，但它们通常对公众剂量的贡献较低或者调查的难度较大，因此并不适合在设定 DRL 值的早期阶段就纳入剂量调查。

表 2-1　所选检查和评估方法

检查	推荐 DRL	评估方法
乳腺 X 射线摄影	是	通过患者调查来设定 DRL，模体测量作为标准剂量比较值
口内牙科摄影	是	标准参数设置时的输出测量
全景牙科摄影	是	标准参数设置时空气比释动能 - 面积乘积的测量
CT	是	患者调查
躯干摄影	是	首选患者调查
头颅摄影	是	患者调查
儿科摄影	是	患者调查
儿科 CT	是	患者调查
四肢摄影	是（低优先级）	患者调查
移动摄影	是（低优先级）	患者调查
新生儿摄影	是	患者调查
儿科移动摄影	是（对于儿童专科医院）	患者调查
钡剂检查	是	患者调查
介入放射和心内介入	是	患者调查

续表

检查	推荐 DRL	评估方法
其他透视	可能，取决于所用水平	患者调查
核医学 - 成人	是	根据给药活度，或者最好是单位体重活度
核医学 - 儿科	是	根据儿童体型或体重调整的给药活度
骨密度测定	是（低优先级）	患者调查

DRL，诊断参考水平；CT，计算机 X 射线体层成像。

（58）国家和区域 DRL 都需要基于有效的比较（译者注：通过比较来确定设立 DRL 的优先级）。DRL 应该为特定的检查而创建。这些比较必须是对等的，才会有意义。此外，DRL 值应来自一组数量足够多且足够多样化的医疗机构，以代表特定的检查和程序在国家和区域内的实践范围。由于在获取满足诊断要求的影像时，不同技术（包括影像重建方法）可能导致显著不同的剂量，因此有时将 DRL 值和技术联系起来是合适的。

（59）由于不同国家或区域的做法以及设备各不相同，重要的是，国家和区域 DRL 应能代表其所在国家或区域所开展的成像程序。如果在一个国家或区域内某种检查的两种程序使用 DRL 量的不同数值，则可以设定两个 DRL 值并指定检查和程序。当新技术出现对剂量产生影响从而允许有一个过渡期时，尤其如此。

（60）DRL 值的最佳来源是使用这些数值的国家或区域内的患者数据。获取这些 DRL 值的方法将在本章的后面进行描述。从其他来源获得的 DRL 值同样能提供有用的信息。最初时，这些数值可用于初始 DRL 值的确立，或用于比较。

（61）设定国家 DRL 值时，可参考其他国家或国际组织发布的 DRL 值。有很多来源的实例，包括欧洲委员会（EC，1996a，b，1999a，b，2014）、英国健康保护局（HPA）（现在是英国公共卫生局）（HPA，2012）和 NCRP（2012）。

（62）然而，其他国家或国际组织发布的 DRL 值不一定适用于许多国家和州，缘于诊断程序的定义可能有所不同（如'腹部 CT'可能是腹部 CT 也可能是腹部和盆腔 CT）；可用的硬件、软件和专业知识不同

（不同的放射设备、技术或程序）；以及人群群组的典型病理、检查目的和体重分布可能有所不同。

2.3. 调查的注意事项

2.3.1. 开展调查和建立 DRL 的职责

（63）DRL 可根据不同地理区域的个体患者的 DRL 量分布的中位值来设定，表 2-2 对这些信息进行了汇总。

（64）国家 DRL 应与该国使用电离辐射开展医疗检查的范围和数量相适应。这些 DRL 为所有机构提供努力达到的目标值。

（65）区域性 DRL 与具有类似实践的多个国家相关，大量的资源可减少工作负荷，且能够根据更丰富的数据集来建立 DRL 值。区域 DRL 值应按照本出版物所表达的概念来建立，所采用的方法应由所有参与国的主管部门商定。

表 2-2　诊断参考水平（DRL）的类型、推导方法和应用领域

术语	调查的区域和机构	设定 DRL 所使用的分布值	应用
典型值	具有几个 X 射线室的医疗机构或少量机构或与新技术相关的单个机构	分布的中位值，因为没有足够的数据来使用第三个四分位数	在当地使用以确定 X 射线设备是否需要进一步优化
地方	当地一些医疗机构（如至少配有 10～20 个 X 射线室）的 X 射线室	单个 X 射线室的中位值的第三个四分位数	在当地使用以确定 X 射线单元是否需要进一步优化
国家	全国范围内选择的代表性医疗机构	单个 X 射线室的中位值的第三个四分位数或全国数值的第三个四分位数	在全国范围内确定 X 射线机构是否需要进一步优化
区域	一个大洲内的多个国家	区域内国家值分布的中位数或代表性医疗机构分布的第 75 个百分位数	区域内没有相关 DRL 的国家，或者国家 DRL 值升高于区域值的国家

（66）国家或区域 DRL 值的建立，需要在整个国家或区域内对患者进行调查或登记，并应由国家或区域性组织在国家政府的支持下进行协调。这将需要必要的资源供给。

（67）为了促进良好的实践，建议在 DRL 值设定、DRL 应用和医疗照射防护最优化方面设置监管要求。世界上不同的地域对患者剂量的管理方式存在很大的不同（Martin et al., 2013），因此，在 DRL 确立和程序优化的实施方式上需要灵活性。

（68）国家或州立法应明确指出哪些组织负责任务的哪些不同部分。患者数据的整理和国家／区域 DRL 值的设定需要在国家／区域层面来完成。然而，在患者数据的实际测量和收集中会有很多不同的团体参与其中。

（69）开展患者调查的组织可能是政府机构、卫生行政部门、科学或专业学会、学术机构、医院、放射科或诊所。这些调查可以由医学物理师或其他负责放射防护的工作人员来完成，他们或受雇于组织或签署私人合约，也可以通过培训内部的放射技师来完成。

（70）一个国家的地理区域（如州、省、县）内可能具备相关的基础设施和专业人员间的必要协作，因此可在有需求的地方建立自己的DRL。一旦基础设施就绪，这些协作团体便能更快地开展调查，并对实践中察觉到的变化更快地做出反应。

（71）由几个放射科设定的地方 DRL 值，或者由单一医疗机构设定的典型值，也能发挥一定的作用。就其性质而言，国家和区域 DRL 需花费更长的时间进行评估、核查和修订。大型医院或者医院团体可能已经付出努力以实现更高水平的优化。在这种情况下，医院团体可以选择基于当地实践的更加有规律的调查来设定地方 DRL 值。地方DRL 值通常比国家 DRL 低，除非它是为不同的临床任务或针对一组对临床条件要求更高的患者设计的。IPEM（2004）包含了关于实施和使用地方 DRL 的全面报告。

（72）地方 DRL 值可以为一组 X 射线室（如 10～20 个）或医疗机构来设定。对于在调查中包含 10～20 家机构的地区，设定地方 DRL 值（在数据分布的第三个四分位数）可有助于确定更需关注的 X 射线科室。

（73）对于较小数量的 X 射线室或单个医疗机构，可以设定一个定义为分布中位值的典型值，并按相同的方式使用。当一个医疗机构开展大量的特殊检查且没有国家 DRL 时，典型值是非常有用的。这适用于特定类型的专科治疗中心，或者儿童医院。在某些情况下，一家大型医疗机构内有大量的特殊检查但没有国家 DRL 值时，也可以根据这家机构的数据来确定地方 DRL。

（74）可为新技术设定地方 DRL 值或典型值，这有助于在获得相同水平的影像质量或诊断信息时使用更低的剂量水平。相关的例子有，CT 成像中使用迭代重建技术来替代滤波反投影算法，或在普通 X 射线摄影和牙科成像中采用敏感度更高的数字化 X 射线摄影探测器（DR）与计算机 X 射线摄影（CR）并行使用。

（75）世界各国现在都在为不同的成像工作任务设定 DRL 值，参考其他中心的所用数值可为是否需要进一步优化提供有用的指导。

（76）一些国家的政府部门或大学在过去开展过一些调查（Martin et al.，2013）。应利用已有团体的经验，但需要协调和监督，以确保数据收集的准确性和一致性，以及 X 射线机构覆盖的均衡性。

（77）一些国家中，专业组织已经建立了持续运行的登记系统，用来记录和传送辐射剂量数据。美国放射学院剂量指数登记系统（http://www.acr.org/Quality-Safety/National-Radiology-Data-Registry/Dose-Index-Registry）就是一个实例。这些登记系统可以收集非常大量的检查数据（Bhargavan-Chatfield and Morin，2013）。基于此，它们对评价那些不经常开展检查的辐射剂量尤其有用（Lukasiewicz et al.，2014）。

（78）国家登记系统为自动收集大量数据提供了机会。大量的医疗机构、大量的检查类型、翔实的数据、标准化的报告格式、持续更新及比较和分析剂量随时间变化的能力，都是有别于不定期调查的绝对优势。但登记系统需要专职的工作人员和持续的监督，并需提供必要的资源。

（79）由于最优化需要了解设备成像和辐射性能，故而应对设备进行定期的质量控制（QC）检测，所得结果由具有资质的物理师进行评估。这可以通过法规来强制执行。在英国，DRL 已多年成功应用于最优化程序中，医学物理师负责监督 X 射线装置的性能检测以及患者的调查。

（80）为了确保 DRL 值的设定有助于医疗照射防护的最优化，无论是设备操作和程序执行人员还是 QC 测试人员都需要了解相关的结果，以及在优化过程中需要协同工作。如果要充分实现最优化，不同分组之间的密切合作是必不可少的。

2.3.2. 医疗机构

（81）设定 DRL 的第一步，是在应用 DRL 的地理区域内对患者检查展开调查。在拥有数百家医疗机构的发达国家，对它们的调查是一项艰巨的任务。然而，随机抽取所有医疗机构中的小部分作为样本可以提供一个良好的起点。如果每家机构所提供的患者数量足够多，那么在初始阶段来自 20～30 家医疗机构的结果很可能就足够了（参见 2.3.3）。在一些少于 50 家机构的小国，初始调查包含 30%～50% 的机构可能就够了。在后续的调查中，随着收集数据的基础设施的改进，所涵盖机构的数量可以扩展到更具有代表性的覆盖范围。一个好的选择是，建立能够接收数据的登记系统，它能够促进患者数据的持续收集。这将允许数据的自动收集，一旦建立，就能够接收数百家机构的数据（Bhargavan-Chatfield andMorin，2013）。

（82）英国的经验表明，选择有代表性的机构的样本通常是足够的。英国最初设定的指导剂量（即 DRL 值）是由随机选择的 20 家医院的特定检查的平均值得来的。此调查所包含的患者体重在一定的限制范围内。

（83）调查所包含的机构应具有足够的工作量，以确保能获得有代表性的患者数据。它们通常是大型或中型医院，因为小医院或其他医疗机构的患者群不足，无法在一个合理的时间区间内获得合理的样本。

（84）样本还应涵盖有代表性选择的医疗保健提供者。在大多数国家，这些机构可能是公立的和私立的、医院的和独立存在的，它们对最优化的优先等级可能有较大差异。一些机构，尤其是那些放射技师数量很有限的机构，可能采用不寻常的做法，而不能反映全国广泛使用的情况。重要的是，方案一旦建立，剂量调查就应扩展到所有 X 射线机构，以确保通过与已建立 DRL 值的比较来查明那些引起高剂量的异常做法。他们最终需要经历一个调查过程后才能获得剂量方面的意识。

（85）对某一地理区域内的医疗机构开展首次调查时需要集中组织。对于只有少数放射诊断医学物理师的地方，一个物理师可能需要到每家医疗机构进行 QC 检测（包括 X 射线设备输出的测量）和安排数据收集的事宜。

（86）英国于 1989 年首次引入指导剂量（DRL 的前身）（Shrimpton et al.，1989），并在过去的 25 年里开发了这个概念的应用。在英国，国家 DRL 值的设定方式是，在大型医院的调查中测量适当 DRL 量，取其平均值（非中位数）分布的第三个四分位数的任意水平。因此，根据这个限定，调查中每种检查均值的 1/4 会超出建议的 DRL。然而，一些离散的数据点会对一家医院的平均值产生显著的影响。

（87）委员会现在建议，在汇总全国分布以建立国家 DRL 时，应整理和使用每个 X 射线机构 DRL 量局部分布的中位数。局部数据应从典型患者的有代表性样本中获得，以便使其成为可能。中位值被认为是比平均值更稳健的评估量，加上利用电子数据收集方法能获得更大量的患者剂量，它被看作是更能代表患者群体的一个量。

（88）国家或区域 DRL 值的初始建立是持续过程中的第一步。随后，调查需定期重复以评估发生的变化。一旦设定了初始 DRL 值，后续调查的开展可采用当地医学物理师或放射工作人员的测量核对值或自动收集数据的形式。或者，继续使用国家的登记系统也能达到同样的目的。

（89）DRL 框架一旦就位，国家或区域进行数据调查的合适时间间隔可为 3～5 年（英国使用的间隔），这将取决于医学检查水平、调查结果的变异程度、新技术或影像后处理软件的引入及执行数据分析的工作人员的能力。在一家西班牙的大学医院里，瓦诺等人（2007）使用一个具有数据库（有 204 660 个数据点）的自动数据收集系统，来评估从屏 - 片到数字化摄影过渡中患者辐射剂量水平的变化。他们的工作显示出，当成像技术改变时对患者剂量经常核查的重要性。如果有必要时，国家登记系统自动输入的数据能使 DRL 值每 6 个月更新一次（Bhargavan-Chatfield and Morin，2013）。

（90）在那些有动力鼓励整个地域内的医疗机构自己进行患者调查的地方，在几年时间里收集进一步的数据是可能实现的。优化过程一旦开始，患者的受照剂量可能会减少，因此对数据的回顾和 DRL 值的更新以保持持续改进势头是很重要的。

2.3.3. 患者

（91）这里主要讨论个体患者 DRL 量的数据收集，以及基于这些数据对 DRL 值的确定。然而，在一些条件有限的情况下，可通过简单的测量或使用模体来评估与辐射剂量相关的设备性能。这包括牙科摄影、乳腺摄影，在某种程度上还有常规 X 射线摄影和透视。这些测量应被视为 QC 评估的有用辅助手段，但一般来说，除了牙科摄影外，这些测量不能替代患者的检查数据。模体的使用将在第 3 章的各节中针对每种成像类型进一步讨论。

（92）由于 X 射线束的衰减取决于线束穿过组织的量，当所采集数据的患者数量有限时，将患者的体型进行标准化是很重要的。患者体型的标准化通常通过限制患者的体重来实现。对于成人来说，主要是通过使用某一体重范围内的患者数据来实现（如 50～90kg 的体重范围可获得平均 70kg 的数据）。在英国，选择了平均体重（70±5）kg 作为参考体重，因为这代表了当时英国的平均值（IPSM/NRPB/CoR，1992）。这个平均体重不一定适用于人口体重分布不同的其他国家，而且就当前人口体重的变化趋势而言，此值也不一定适合将来的英国。平均体重的选择应接近所涉及人口的平均值。对于一些国家，（70±10）kg 的平均体重可能是合适的。

（93）在有条件使用自动方法来记录适当 DRL 量的数值的地方，每个机构都能够采集大量（>100）的患者数据（Goenka et al.，2015；MacGregor et al.，2015）。自动登记系统可收集数以百万计的检查数据（Bhargavan-Chatfieldand Morin，2013）。采用这种调查方式的地方，可以放宽对体重的限制。调查结果取决于数据输入的准确性,可能不包括患者的体重。为了消除异常值和严重的分析误差,应考虑必要的排除方法(如去除最高和最低 5% 的数据)。但是,必须注意,确保结果不受某些地区较大比例的大体型患者的影响。儿科患者设立 DRL 值的特殊考虑将在第 6 章讨论。

(94)在那些仅能收集到少量患者数据的地方,中位值或平均值的不确定度可能会很大。四分位距可以作为数据离散度的一个衡量指标(参见 7.1)。

(95)在一家医院内对特定检查进行 DRL 量的调查,通常至少收集 20 个患者的摄影检查的数据(IPSM/NRPB/CoR,1992)。但是当调查结果有很大变动和很大范围时,则需要收集更多患者的数据。这对 X 射线透视尤为适用,因为患者的疾病状态及操作者技术的不同都会导致结果发生变动。对 X 射线诊断透视和 CT 检查而言,一组至少 30 个约定体重范围内的患者是合适的(IPSM/NRPB/CoR,1992)。介入诊疗程序甚至需要更大的患者数量(参见第 4 章)。对于乳腺摄影,由于乳房加压厚度的变化,推荐对 50 名患者进行测量。由于乳房厚度变化范围很大,在分析过程中通过限制乳房厚度的范围来实现一定的标准化是合理的。

2.3.4. 检查类型和 DRL 量

(96)在考虑优先为哪些检查和成像程序建立 DRL 值时,应包含区域内常规开展的检查,并优先考虑那些开展频率最高或对患者剂量最大的检查。同时,这些检查应有可行的剂量评估方法,并应将所有开展这些检查和程序的专业人员都纳入进来,即放射技师、放射医师、心内科医师、外科医生及使用 X 射线系统的其他医务人员。对检查类型的选择还会受到相关人员专业知识的影响,他们需要监督调查并为后续的优化提出建议。表 2-1 对某些检查进行了分类。目的是要为所有开展的常规检查提供 DRL 值。DRL 不适用于放射治疗,但可用于为放疗计划、治疗模拟及患者放射治疗验证而开展的成像程序。

（97）首先，可以确定的是，作为应用最广泛技术的 X 射线摄影应该进行调查，同时 DRL 量的测量相对简单，防护的最优化相对直接。此外，也可以选择 CT，因为它开展的相对频繁，且患者的辐射剂量相对较高。对于 CT 来说，经过适当培训的医学物理师和放射技师参与其中是尤为重要的，因为他们要为防护的最优化提供建议。

（98）为多个量而不是单个量设定 DRL 值，可以提供更好的实践指导，而且可以通过关注特定领域的改进来简化在机构内的调查。这一点可以构成最优化程序的有用部分，以鼓励提高个人的技能和实践。

（99）在可行的情况下，患者调查所收集的数据应该包括设备厂商、型号、检查名称、患者体重、P_{KA} 及其他 DRL 量（如 $CTDI_{vol}$、DLP、$K_{a,e}$、$K_{a,r}$，视所调查检查类型的需要而定）。为了方便读者，表 2-3 列出了 DRL 量的符号及含义。委员会推荐使用的量在表 2-4 中给出。对于 X 射线透视和 CT，列出的所有量如果可获得的话都应记录下来。所选择的量应易于测量或获得，比如诊断放射摄影中代表性患者（或特定检查中的代表性模体）表面的空气或组织等效材料中的吸收剂量、诊断核医学中的给药活度或单位体重适宜活度。所选择的 DRL 量（如 $CTDI_{vol}$、DLP、给药活度或单位体重活度）应可以对医学成像任务中所用电离辐射量进行评估，但不是身体内某一器官或组织的吸收剂量（乳腺 X 射线摄影的 D_G 除外）。

表 2-3　国际辐射单位和测量委员会（ICRU）诊断参考水平量的符号

ICRU 符号*	含义	其他常用符号
$CTDI_{vol}$	容积 CT 剂量指数	
DLP	剂量长度乘积	
$K_{a,i}$	入射空气比释动能（incident air kerma）	IAK
$K_{a,e}$	入射表面空气比释动能（entrance-surface air kerma）	ESAK, ESD
$K_{a,r}$	患者入射参考点的入射空气比释动能	CAK
D_G	平均腺体剂量	MGD, AGD
P_{KA}	空气比释动能面积乘积	KAP, DAP

*本出版物使用 ICRU 符号。为方便读者，也列出了其他常用符号。

表 2-4　设定诊断参考水平的适用量

设备	推荐量	推荐单位
X 射线摄影	$K_{a,e}$	mGy
	P_{KA}	mGy•cm^2
乳腺摄影，乳腺体层合成	$K_{a,e}$、$K_{a,i}$ 或 D_G*	mGy
口内牙科摄影	$K_{a,i}$	mGy
口腔全景摄影	P_{KA}（或剂量宽度乘积）	mGy•cm^2（mGy•cm）
诊断透视，介入透视	P_{KA}	mGy•cm^2
	$K_{a,r}$	Gy
	透视时间	s
	电影或数字减影血管造影的影像数量	数量
CT，介入 CT	CTDI$_{vol}$	mGy
	DLP	mG•cm
锥形束 CT（取决于可用的量）	$K_{a,r}$	mGy
	P_{KA}	mGy•cm^2
	CTDI$_{vol}$	mGy
	DLP	mGy•cm
核医学	给药活度或单位体重活度[a]	MBq 或 MBq/kg

　　CT：计算机体层成像；$K_{a,e}$：入射表面空气比释动能；P_{KA}：空气比释动能面积值；$K_{a,i}$：入射空气比释动能；D_G：平均腺体剂量；$K_{a,r}$：患者参考点入射空气比释动能；CTDI$_{vol}$：容积 CT 剂量指数；DLP：剂量长度乘积。

　　*对于乳腺摄影和体层合成，推荐的 DRL 量为 $K_{a,e}$、$K_{a,i}$ 或 D_G 中的一个或多个，这些量的选择取决于当地实践和监管需求。

　　[a]对于放射性药物浓聚在单个器官（如甲状腺或前哨淋巴结成像、肺通气和灌注研究）的一些核医学调查，可以对所有成年患者给予标准的活度。对于其他核医学检查，理想做法是以患者体重的给药活度（MBq/kg）为依据。委员会推荐，基于体重的给药活度应该用于儿童、青少年、体重轻的患者及其他需要的人群。在调查中对成年人仅使用给药活度（MBq）时，成年人核医学的 DRL 值通常是基于平均体型患者[如（70±10）kg]的给药活度。单位体重给药活度（MBq/kg）的 DRL 值可根据需要计算得出。

　　（100）应对仪表和显示系统的校准进行验证，且间隔最好不超过 1～2 年。这些校准应定期开展，且应能溯源到国家或国际标准，来确认包括 P_{KA} 计、CT 扫描仪上 CTDI$_{vol}$ 和 DLP 的显示，以及用于患者剂量测量的热释光剂量计的精确性。设备输出及其他曝光变量的测量，应作为标准 QC 程序的一部分开展。对所有发出 X 射线的医疗设备应至少每年执行一次 QC 测试，牙科摄影设备可以每 3 年执行一次，但这个例外不包括牙科锥形束 CT。

2.4. 程序的选择

（101）程序的选择对于确保 DRL 适于调查目的来说是非常重要的。当收集有关 DRL 量的数据时，有一点很重要，所有数据都应来自所有参与机构的同类程序。这确保了成像机构之间的比较能够保持有效和有用。这有两个方面，首先，重要的是要详细说明通常包含的两个成像体位（如胸部后前位和侧位）；其次，应明确与程序相关的临床任务。针对不同的临床指征，重要的是应如何使用不同的曝光因子、不同体位或不同数量的体位。然后再做决定，DRL 值是基于所有曝光还是基于特定的子集来建立。

（102）当相关组织开展适当 DRL 量的调查或使用自动数据收集系统时，还需要考虑是否要区分这些程序是在专用固定的 X 射线机构内完成的，还是用移动 X 射线设备来执行的。对放射技师来说后者通常具有一定的挑战性，可能会影响辐射剂量，从而进一步可能影响 DRL。对于移动式 X 射线设备的一种选择是，测量适当焦点 - 探测器距离下标准曝光条件时的 $K_{a,i}$，并计算 $K_{a,e}$ 用于与相应 DRL 值进行比较。

2.5. 数据收集方法

（103）数据的收集有很多种选择。如果具有自动记录数据库的机构数量有限，也可以使用为检查定制的纸质表格。操作者完成这些是非常耗时的，最终结果的有效性依赖于数据输入和随后数据传输的准确性。这种方法在英国、欧洲其他国家及美国使用了很多年（FDA，1984）。

（104）HIS 和 RIS 的出现使得对患者检查数据进行回顾性调查成为现实。RIS 数据收集的优点是能够包含数量大得多的患者，但结果可能会对应多种体位，如 X 射线摄影中的后前位和侧位投照。对于不同类型和亚类的放射学程序，必须使用标准化的检查代码，以避免检查类型分类不当而引起的错误（Escalon et al.，2015）。其结果仍取决于数据输入的一致性和准确性,特别是程序的正确识别和剂量学量单位的正确使用,患者体重可以不包含在内。由于通过 RIS 的数据收集可以包含更大数量的患者,上述问题在一定程度上可以通过排除异常值来克服。

(105)医学数字成像和通信(DICOM)标准明确了辐射剂量结构式报告(RDSR),来实现不同成像模式辐射剂量信息的记录和存储。RDSR 数据的整理可用在患者剂量管理系统中,以便当剂量学量超出预设水平时,及时通知临床工作人员和医学物理师。

(106)医疗企业集成(IHE;https://www.ihe.net)已经建立了一个标准化工作流程,以确保不同成像模式、图像存档和通信系统(PACS)及剂量报告系统之间的交互操作。RDSR 用在了 IHE 辐射暴露监测(REM;http://wiki.ihe.-net/index.php/Radiation_Exposure_Monitoring)的配置文件中。当前,数据访问还做不到简单易行,但目前已经有了可用的患者剂量管理系统,可作为剂量数据资源库来促进剂量学数据库的建立(Cook et al.,2011;Ikuta et al.,2012;Sodickson et al.,2012;Charnock et al.,2013;Vañó et al.,2013)。此外,剂量学数据可用于患者剂量管理系统,以促进辐射防护 QA 及质量改进。

(107)通过 CT 检查每幅 DICOM 影像所提供的剂量参数,可以得到扫描范围内变化的 $CTDI_{vol}$,这个改变源于患者 Z 轴的剂量调制。单独使用 RDSR 数据不可能得到变化的剂量数据,RDSR 只报告了整个辐射系列的平均 $CTDI_{vol}$。对于介入程序,RDSR 包括了含透视在内的所有辐射类型的数据。如果介入透视程序的剂量只从采集的 DICOM 影像中提取,则透视的剂量贡献可能会被遗漏。有一些介入程序,透视的剂量可能会超过摄影的剂量。DICOM 还完成了放射性药物的 RDSR 模板(DICOM,2014),且被纳入了更新的 IHE REM-NM 配置文件(http://wiki.ihe.net/index.php/Radiation_Exposure_Monitoring_for_Nuclear_Medicine)。这将允许获取任何核医学程序的所致剂量,同时对 PET-CT 研究中放射性药物剂量进行标准化记录成为可能。

(108)原始端执行程序步骤(modality performed procedure step,MPPS)服务仍在一些系统中运用,在检查结束后将 X 射线程序、患者和影像信息从成像设备发送到 HIS/RIS 服务器，但这将要被 DICOM RDSR 所取代（Vañó et al.，2008a，2013；Ten et al.，2015）。另一种广泛使用的选择是辅助文字图像（译者注：如 CT 中的剂量报告，检查结束后自动生成一个包含剂量信息的 DICOM 格式文件），将剂量学数据作为图像存入 PACS，并与影像学检查关联在一起。需要进一步分析时，这些图像需要使用光学字符识别（OCR）程序将剂量学参数提取出来（Cook et al.，2010；Li et al.，2011）。依赖于这些影像的分辨力和质量，OCR 转换可能会产生误差。此外，所含信息量通常比 RSDR 少很多。然而，MPPS 已经被 DICOM 委员会撤回，因此不建议在新设备上使用，但对已有设备还有必要使用。

（109）随着患者剂量管理日趋成熟，可以扩展纳入数据库的检查类型数量和患者数量。这就需要建立大型的剂量登记系统。例如，英国现在有一个系统，凭借该系统英国各地医院的医学物理师可以将剂量数据收集起来，并发送到英国公共卫生部门进行整理和分析。在2010 年开展的调查中，英国收集了 165 000 个 X 射线摄影的 $K_{a,e}$ 测量数据，185 000 个 X 射线摄影的 P_{KA} 测量数据及 221 000 个 X 射线透视的 P_{KA} 测量数据（Hart et al.，2012）。类似地，美国放射学院剂量指数登记系统使用自动方法收集了超过 500 万份 2013 年的 CT 检查数据（Bhargavan-Chatfield and Morin，2013）。患者剂量管理系统也将有助于满足法律的要求，例如欧盟要求向临床核查部门报告剂量结果，或遵循欧盟基本安全标准指令以辨识意外的过度照射。无论使用什么数据源，剂量学指标的有效性必须经过医学物理专家的验证，如果有必要，在纳入患者剂量管理系统之前进行校正。

2.6. 确定 DRL 值

2.6.1. DRL 量的分布

（110）一旦完成适当 DRL 量的患者调查或通过自动过程收集到足够的数据，就必须做出如何设定国家或区域 DRL 值的决定。如果每家医疗机构的数据来自特定患者范围内 20～50 例的有限数量,则可以从每种检查类型的剂量数据分布中得出每家机构 DRL 量的中位值。

（111）如果通过电子数据收集系统获得了大量的患者数据,应首先核查数据的分布,以识别出 DRL 量的显著异常的无意义值。这些异常值应该排除。个别过高值无论是数据输入错误还是患者体型过大造成的,都会对分布的平均值产生显著的影响,但对中位值的影响很小。如果没有专门的软件,可通过观察电子表格或图形中排顺的分布来确定位于分布高尾和低尾两端的异常结果（图 2-1）。位于分布中最高和最低尾部 5% 的数据点可以去除,但会对每家机构的中位值产生较小的影响。然后,将结果纳入到与机构相关的中位值分布中。

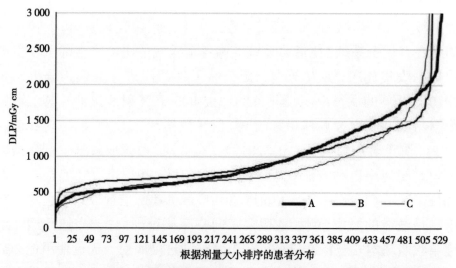

图 2-1　胸 - 腹 - 盆腔 CT 扫描的剂量长度积（DLP）的数据实例,在 3 台计算机体层成像（CT）设备上使用自动管电流调制获得,按照 DLP 的递增顺序绘制而成（Martin,2016）。异常值易于识别,可在数据分析时删除

（112）从多家机构获得的 DRL 量数值的典型分布几乎是对数正态分布,且经常包含来自少数机构的异常高值。在英国医院的早期调查中,每幅影像的 $K_{a,e}$ 单个值的分布如图 2-2 所示,这些数据来自 20 家医院患者的两类 X 射线摄影检查。来自两家医院的具有非常高和非常低 $K_{a,e}$ 值的数据非常突出。在早期的防护最优化进程中,需要把这些医院和诊所确定下来并作为最优化的目标。

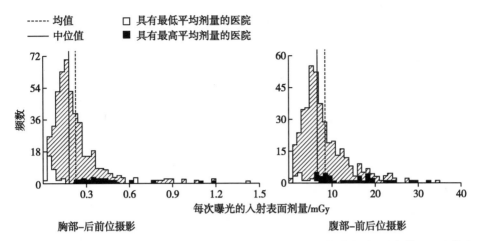

图 2-2　英国国家放射防护委员会（现在的英国公共卫生局）早期调查的 20 家英国医院的患者入射表面剂量的分布（经英国公共卫生局允许转载自 Shrimpton et al.，1986）

（113）由于有些机构的最优化没有完全实现，这一点是不可避免的，因此 DRL 量会显示为偏态分布形式，来自世界各地针对许多不同检查类型和 DRL 量的调查重复验证了这一点（Shrimpton et al.，1986；Kwon et al.，2011；Miller et al.，2009）。

（114）X 射线程序的 DRL 值通常确定为分布的第 75 个百分位数（第三个四分位值）。这在具有大样本量机构的国家层面上很容易理解。第 75 个百分位数被选为可接受值和过高值之间的初始分隔符，但它是任意的且没有科学依据。然而，第 75 个百分位数通常远低于分布的高尾，可以作为识别位于分布顶端的医疗机构的有用标记。在分布的第 75 个百分位数设定为 DRL 值是合理的，委员会现在推荐这种做法。

（115）DRL 值并不是静态的。随着对放射防护最优化的加强和设备的改进，患者在放射检查中的受照剂量有望减少（Wall et al.，2005）。这一点在英国对 X 射线摄影（图 2-3）和透视检查（Hart et al.，2012）的调查中得以证实。随着最优化的推进和实践的改进，DRL 值需要定期更新。已公布的 DRL 值应附有一个来自患者数据收集的地方组织、国家或区域的声明，应包含数据收集所基于的标准患者的体型、具体检查的详细情况，并注明调查日期。

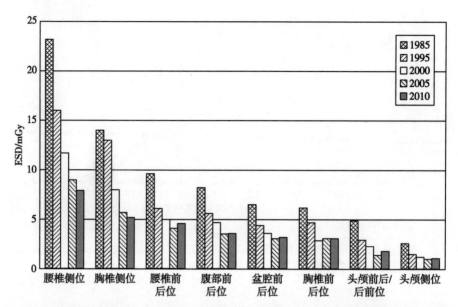

图 2-3 X 射线摄影检查的入射表面空气比释动能（ESD）（$K_{a,e}$）测量值的第三个四分位数，来自 1985 年至 2010 年间英国国家放射防护委员会／健康保护局的调查（经英国公共卫生局许可转自 Hart et al.，2012）

（116）最近对苏格兰各地医院 CT 剂量的调查发现，DRL 量的分布与之前的对数正态分布有所不同，呈现出了新的趋势（Sutton et al.，2014）。CT 扫描仪的数量比其他类型的 X 射线设备少。在英国，有更多的放射诊断物理师从事 CT 检查的优化工作。由于 CT 扫描是一种相对高剂量的成像方法，故而它在最优化工作中具有更高的优先级。结果是，在最新的苏格兰调查中，大部分的剂量测量数据已经开始聚集在略低于国家 DRL 的位置（Sutton et al.，2014）。这就使得分布的高尾部分消失了。它可能代表着投入了大量精力推进最优化的一种特殊情况。然而，随着剂量学信息的更容易获得、参与诊断放射学的医学物理师的增加及 DRL 得到更广泛应用，这种情况将成为一种趋势，并可以扩展到其他成像模式。

2.6.2. 国家中位值在最优化中的应用

（117）从调查中简单汇总剂量数据以获得 DRL 值已不再完全满足需要，并且可能导致剂量调查结果值积聚在略低于 DRL 的位置

(Sutton et al., 2014)，这并不代表真正实现了最优化。需要一种更积极主动的方法来确保满足影像质量的情况下，放射防护得到了最优化。确定 DRL 的剂量分布中的第二个水平即分布中位值的建立，可以作为辅助最优化的附加工具。它可能在优化工作继续进行时为判断实践的好坏提供更好的指导，因为 DRL 值是分布的第三个四分位数。中位值与 DRL 值一起使用，有助于影像质量和患者剂量的优化。

（118）DRL 的目的是用来辨识哪些机构由于没有实现辐射防护最优化（即当地 DRL 量的中位值比国家或区域 DRL 值大得多）而需要对实践进行调查。但是，当地 DRL 量的中位值低于国家或区域 DRL 值的卫生医疗机构，仍有可能需要改进，并且需要有经验的人员来进一步推进优化过程。委员会承认，国家中位值（来自国家 DRL 调查或自动化数据收集）提供了一个额外的基准，医疗卫生机构可以用它来评估自身状况。由于大多卫生机构的 DRL 量的当地中位值比国家 DRL 值低，国家中位值仅针对标准的技术提供了一个合理的目标。

（119）在患者剂量方面的良好做法是，努力使医疗机构 DRL 量的中位值达到并维持在国家中位值水平或更低。在执行这些降低剂量的策略时，确保影像质量仍然符合临床检查目的是极其重要的（参见2.7）。如果当地 DRL 量的中位值太低，影像质量（或诊断信息，当使用多幅影像时）可能不会满足要求。

（120）如果当地 DRL 量的中位值低于国家中位值时，影像质量而不是剂量，应在进一步的优化工作中优先考虑。这个建议的基础是，国家中位值是许多医疗机构 DRL 量调查数据分布的中间点。如果当地机构在实践中的辐射水平已经低于国家中位值，进一步减少辐射量已不是首要的问题。当地实践中的辐射水平低于国家中位值时，应优先考虑的是确保影像质量满足要求。剂量降低本身并不是目的，影像质量的充分性是至关重要的。影像质量绝对不能降低到存在风险或不足以满足医学成像任务的程度。

2.6.3. 建立区域 DRL 值

（121）世界上一些区域，如欧盟，试图在医疗卫生系统中就辐射安全方面取得一致。对于区域 DRL 的要求可以包含在区域指南或法规中（如欧盟指令）。这些区域内的国家也许已经有，也许还没有国家 DRL 值。因此，委员会就怎样设定区域 DRL 值提供了指导，并提供了几种选择。

（122）区域 DRL 值可基于整个地区内抽取的代表性机构样本的单次调查，也可根据单独的国家调查或登记机构所建立的国家 DRL 值来确定。设定一个区域 DRL 的具体方法，取决于数据是基于对区域内具有代表性的抽样机构的单次调查还是基于不用国家的 DRL 值。

（123）当区域内的许多或大多数国家都已经建立了国家 DRL 值时，建立区域 DRL 值的最简单和最容易的方法是，以这些国家 DRL 值为基础来建立区域值。由于国家值一般是 X 射线程序 DRL 量的国家分布的第 75 个百分位数，可用的国家 DRL 的中位值应该近似于对区域内患者进行调查的第 75 个百分位数的预期值。不能使用这些国家 DRL 值的平均值，因为如果区域内有的国家 DRL 值非常低或非常高，均会使区域 DRL 值产生过量偏差。

（124）当一个区域内仅有少数国家建立了国家 DRL 值时，区域 DRL 值可通过区域内各国主管当局达成共识来得出。这个过程应把已有的国家 DRL 值考虑进去，同时也应考虑到，依据少数国家 DRL 值的中位数来建立区域 DRL 值是不合适的。

（125）利用现有国家 DRL 值作为基础来建立区域 DRL 值，效率高但并不理想。这种方法可能会过分强调来自小国的调查数据，以及所调查医疗机构和患者数量相对较少的国家的数据。相反，它可能会低估来自大国的数据，以及调查了相对较多机构或患者的那些国家的数据。根据每一参与国建立国家 DRL 值时所调查的人口数对各国 DRL 值进行加权，就能解决上述问题。然而，最准确 DRL 值的获得，要对整个区域内的医疗机构进行单独的随机抽样调查。幸运的是，考虑到建立 DRL 的目的仅仅是为了表明何时需要对当地实践进行调查，所以这种程度的准确性可能是不必要的。

2.7. 影像质量

（126）物理师、放射医师及放射技师之间就如何实现辐射防护最优化进行讨论时，最常用的方法就是遵照该检查的 DRL 值去执行。然而，DRL 量并不能表征影像质量。某一健康中心的 DRL 量的中位值高于或低于特定值时，并不意味着其影像质量就满足或不满足特定的临床目的。用是否符合国家 DRL 值来代替影像质量的评价是不恰当的。

（127）任何诊断成像检查的首要任务是，获取足以满足临床需要的影像质量。因此，整个程序的影像应能提供所需的所有诊断信息，且临床目的不受影响。这并不意味每幅影像都是高质量，对于一些成像模式（如透视检查），一系列影像中个别的质量不好，但在一起就可以提供必需的临床信息。

（128）与辐射剂量过高不被接受一样，剂量过低以至于影像质量不能满足要求也是不能接受的。当影像质量不足以满足临床目的时，辐射便没有临床效益，检查必须重复，且患者就会因重复检查而受到额外的辐射。由于患者调查的数据是从临床站点收集的，这里的假定前提是，DRL 量的数据收集能够提供被大多数放射医师认可的辐射量信息，并能够产生满足临床需要的影像。

（129）如果只关注 DRL 量而不考虑影像质量标准的话，会使 DRL 的价值降低，在某个阶段影像质量也会受到影响。当修改成像协议时，确保影像质量满足诊断需要是至关重要的。因此，最优化必须平衡影像质量和患者剂量。随着辐射剂量的减少，影像质量必须保持在适当的水平。

（130）在收集 DRL 数据之前，调查者应确保影像设备通过适当的质控程序达到良好的运行状态，应特别关注感兴趣的剂量学量的准确性，同时确保设备能提供与临床任务相适应的临床影像。应尽可能采用基于证据的影像质量评判标准。对不同成像任务所需影像质量水平的指导是有限的，迄今为止，只有放射医师的客观评价措施得以运用。

欧洲委员会制订了标准导则,用于对影像打分来判断其诊断潜力(EC, 1996a, b, 1999a)。只要有影响影像质量的改变发生,都可以使用这些或类似标准对影像质量进行评估。使用临床影像标准来评估临床影像时,放射医师的参与是必要的。

(131)对于不同的检查,针对其影像质量的适宜参数,还需要一些相关的附加数据。一段时间以来,有多种不同的指标用于表示影像的对比度和成像系统的性能。这些指标需要专业的测量技术,对大多数成像系统而言,这些技术需要生产商提供。医院里的医学物理师通过这些技术,正越来越普遍地开展测量工作。这些指标包括调制传递函数、系统传递因子、噪声功率谱(ICRU, 1995)。在将来的数字成像系统中,这些指标将会作为优化过程的一部分,向医学物理师提供有用的信息,以帮助他们选择合适的影像质量水平。这些定量测量可以很好地表述影像探测器的固有性能,但不能表征系统的临床影像质量(临床任务)。

(132)尽管已经对影像评价的客观测量进行了研究,但目前为止,尚未在物理测量与放射医师判断之间建立关系(De Crop et al., 2015)。为了促进这个进程,需要对 CT 和其他成像类型的可接受影像质量水平进行更加详细地分析,所以主要参数不仅仅是剂量,而是单位剂量的影像质量。这个领域迫切需要进一步的研究,以及与临床成像任务关联的客观影像质量变量的额外数据。

(133)胸部 X 射线摄影中,低衰减和高衰减区域都需要足够的影像质量,是一个特别的挑战,也是 ICRU 一个报告的主题(ICRU, 1995)。

(134)过去,X 射线摄影的剂量由屏 - 片系统的敏感度来限制;常规应用中对适当感度等级的建议可使剂量得到限制。高剂量导致的胶片黑化使得过度照射非常明显,从而有利于防止过度曝光。这种限制在数字 X 射线摄影和 CT 扫描中是不存在的。因此,对数字化 X 射线摄影的曝光参数或曝光指数(探测器剂量指示)进行监测是非常必要的。影像质量和患者剂量之间的平衡非常重要。适当的后处理可能允许使用较低的曝光水平。

(135)对于 CT 检查中合适的影像质量水平,在放射医师之间尚没有一致观点。一台新的 CT 机安装后制订新的成像协议时,应对影响影像质量的各种因素进行讨论。涉及的相关因素包括:①低对比探测能力;②所显示影像的空间分辨力。ICRU 发布了一份关于 CT 影像质量和剂量评估的报告(ICRU, 2012)。

(136)影像设备供应商在影像质量改善和剂量降低技术方面进行投资和改进,但他们更倾向于强调剂量的降低[如 CT 的半时成像技术(half-time imaging)或迭代重建技术],而对这些技术导致的影像质量降低的风险关注不足(Guimaraes et al., 2010; Ardenfors et al., 2015)。这些技术引入临床实践之前,应对影像质量的充分性进行评估,并给出应对措施。如果影像质量不满足临床目标和成像要求,使用供应商提供的协议来降低剂量就不是最优化的。

(137)到目前为止,本出版物只关注单一目的的成像信息(如回答一个诊断问题)。然而,对于一些特殊的诊断(如泌尿系结石)来说,尽管在评估最初的诊断问题时可以显著降低剂量,如果诊断为阳性,那么紧接着的问题是,病变的精确定位及其程度和严重性(Nieman et al., 2008)。如果最初诊断为阴性,紧接着的后续问题是"患者症状的产生原因是什么?"这两种后续问题都是可预见的,并且在患者第一次成像时对成像信息的额外需求是正当的。这将使得患者在该程序中接受较高的剂量,但是不需要后续的成像了,患者的总受照剂量还是降低的。这种剂量差异应体现在检查记录中,以便于在与简化程序的 DRL 进行比较时将该程序排除在外。

3．X射线摄影和诊断透视

- DRL 量应该易于评估或者最好在检查中很容易直接测量获取。X 射线摄影可使用 P_{KA} 或者 $K_{a,e}$，P_{KA} 还考虑了准直的影响
- 对于乳腺 X 射线摄影，推荐的 DRL 量是 $K_{a,i}$、$K_{a,e}$ 或者 D_G 中的一个或多个，这取决于当地实践和规章制度的要求
- P_{KA} 和 $K_{a,r}$ 是推荐的透视 DRL 量。同时推荐对透视时间、电影数量或数字减影血管造影（DSA）图像数量来设定相应的 DRL 值
- 在评估乳腺 X 射线摄影、X 射线摄影和透视设备的性能方面，模体可提供便利的第一步，但不能取代患者剂量的调查
- 一种为口腔 X 射线摄影设定 DRL 值的简便方法是，在临床实践所用的标准设置下，使用齿顶（也就是 X 射线的皮肤入射点）处的 $K_{a,i}$ 测量值。成人和儿童应单独测量
- 对于全景口腔 X 射线摄影，可以使用电离室测量 P_{KA}，或者使用置于接收狭缝上的探测器测量剂量 - 宽度乘积

3.1. X 射线摄影和诊断透视检查

（138）X 射线摄影和诊断透视包括很多种类的检查，但是只有那些最常用的检查可以获取合理和充分的数据。然而，这些结果应该也会影响用于其他检查的技术因子。最优化的努力应优先考虑患者随机效应的潜在风险，同时优先考虑对辐射敏感器官产生很大器官剂量的检查。

（139）被选为设定 DRL 的检查，应当是在该区域最常用且剂量估算可开展的检查类型。它们还应当包含不同类型的技术和设备。表 3-1

给出了不同医用 X 射线摄影和透视检查的相对频率，以及它们对欧洲 10 个国家累积有效剂量的贡献。

（140）在很多国家，最常用的 X 射线摄影检查是胸部 X 射线摄影（欧委会，2008）。胸部 X 射线摄影是一个非常普遍的检查，而且照射范围涵盖好几个辐射敏感的器官，所以应包含在 X 射线摄影的调查范围内。X 射线摄影中对累积有效剂量贡献最大的检查有腹部、盆腔和脊柱，所以它们也应包含在所有的 X 射线摄影调研中。

表 3-1　不同诊断 X 射线摄影、透视检查以及介入程序的相对使用频率，以及对放射学累积有效剂量的贡献百分比 [数据来自 EC(2008)]

检查	所有放射检查总频次的百分比 /%	对累积剂量贡献的百分比 /%
X 射线摄影		
胸部	12～29	0.7～5.2
乳腺	0.3～15	0.6～4.7
腹部、盆腔和髋关节	7.4～14.3	2.9～14.1
脊柱（胸椎和腰椎）	3.8～12.7	30.1
静脉尿路造影（IVU）	0.3～2.0	1.2～8.7
X 射线摄影 / 透视		
钡餐	0.3～0.9	0.8～5.9
钡灌肠（现在经常由 CT 结肠造影取代）	0.1～2.0	0.5～13
心血管造影	0.2～1.3	2.8～9.4

（141）推荐将头颅 X 射线和乳腺 X 射线摄影包含进来，因为前者涉及眼晶状体，后者涉及乳腺等对射线较为敏感的器官。此外，这些检查使用不同的技术，所用的设置不一定反映其他程序的情况。

（142）尽管上肢和下肢也经常被检查，但这些检查通常仅限于肢体的一部分，而且受到照射的辐射敏感器官仅是部分骨髓和皮肤，因此估计的辐射风险贡献很小。所以，对这些检查设定 DRL 值不在优先考虑之列，但仍有必要进行优化。

（143）类似的观点也适用于诊断透视检查的选择。介入透视将在第 4 章单独讨论。更多常用的程序包含在表 3-1 中，但因为不同医疗机构和世界上不同地方的实践不同，不同国家 / 区域 / 医疗机构在制订

DRL 过程中应对所选择程序的适用性进行核查。

3.2. X 射线摄影的 DRL 量

（144）DRL 的量应该是易于评估或可用的，最好是从检查中直接测量而获取。P_{KA} 或 $K_{a,e}$ 都可以使用（表 2-4），但如有可能，最好对两者一起评估，以简化对准直的评价。

表 3-2　3.0~3.6mm 铝当量滤过时，距离 X 射线球管焦点一米处的射线输出（μGy/mAs）

kVp	波形		
	2 脉冲 [*]	6 和 12 脉冲 [*]	恒压 [†]
70	20±6	36±10	42±5
80	28±8	50±13	59±6
90	35±10	70±18	
100	43±12	94±22	90±9

来源：[*]Le Heron（1989），[†]Martin 和 Sutton（2014）。

（145）对 X 射线摄影和透视来说，P_{KA} 是非常理想的，它包含了入射到患者的所有辐射（假定患者的照射野经过了适当准直）。P_{KA} 由空气比释动能和照射野大小决定，它把影响患者辐射剂量的所有因素都考虑在内。在已安装 P_{KA} 计的系统或者可以计算 P_{KA} 的系统中，它应该可以随时可用。应当指出的是，X 射线束入射到患者之前是否穿过检查床将会影响到 P_{KA} 的结果。

（146）尽管由仪表记录、设备计算或者生产厂家给出并在 DICOM 头文件中显示的 P_{KA} 值应该较为准确，但也无法保证这一点。患者实际接受的 P_{KA} 值可能比显示值高得多，除非所测量的、计算的或提供的值得到定期验证。委员会建议应有相应的安排来核查 P_{KA} 仪的校准和 P_{KA} 值的精确性，此值由 X 射线设备计算和显示并记录在 DICOM 头文件中。

（147）当无法使用 P_{KA} 值时，$K_{a,e}$（包括反散射）应当用作 X 射线摄影的工具。影像采集过程中可以使用剂量计（如热释光剂量计）对患

者进行 $K_{a,e}$ 的测量，前提是剂量计不干扰影像。或者，可以通过曝光因子（kVp，mAs）、源皮距（source-to-skin distance），结合 X 射线设备输出的测量和附加反散射的校正计算得出 $K_{a,e}$。这种方法涉及较少的额外设备，可能是目前所能采用的最简单方法，但它确实需要对 X 射线设备输出进行测量。

（148）在资源非常有限的国家，可以基于适当管电压下每 mAs 输出值的表格来计算 $K_{a,e}$，但这样会使精确性降低 20%～30%，其原因是输出值会随着电压波形、阳极角、滤过以及阳极的任何损坏发生变化，所有的这些因素都要进行评估（Le Heron，1989；Martin and Sutton，2014）。表 3-2 给出了可以使用的结果，但还是强烈推荐在可能的情况下进行实际测量。

（149）kV、mAs 和源皮距（或者某种推导它的方法）应当包含在内，以便计算 $K_{a,e}$ 值。数字系统上显示的曝光指数也应当被记录，该指数与荧光体所产生的可见光量有关。只要有可能，对每个检查室 / 检查类型进行记录，为防护最优化提供资料。记录的内容包括：影像记录的方法（CR、DR 或者胶片）、数字 X 射线摄影的系统型号和生产厂家、胶片感光度或等效参数，以及曝光中是否使用 AEC 等。

3.3. 诊断透视的 DRL 量

（150）如果可以的话，P_{KA} 应始终作为透视检查的 DRL 量（表 2-4）。很多透视设备显示 $K_{a,r}$（IEC，2010）和 P_{KA} 两个参数。如果 $K_{a,r}$ 可用，它也应作为特殊诊断成像检查的一个 DRL 量，因为 $K_{a,r}$ 和 P_{KA} 值的比较有助于判断线束是否适当准直。

（151）对诊断透视程序来说，透视时间和电影数量或 DSA 影像也应该被记录。基于这些量的 DRL 可作为良好实践的有用指南，也有助于优化。在那些老式透视设备上，无法显示或记录这些量的数值，透视时间可能是获取相关数据的唯一选项。数字减影成像的帧频、透视的脉冲率、图像记录技术以及所用的曝光计划选项都应该包含在内。

3.4. X射线摄影和透视中模体的应用

（152）当 X 射线摄影使用 AEC 时，可以使用与人体组织特性相似的板状（slab）材料（板状模体）进行剂量学性能的测量（Conway et al., 1992）。对于某些应用，聚甲基丙烯酸甲酯（有机玻璃，PMMA）或聚乙烯板，或者充满水的塑料容器，可用于患者检查中 DRL 量数值的评估。尽管这些对患者来说不是理想的替代品，但它们可用于估算与不同体型患者等效的不同模体厚度的 $K_{a,e}$ 值，尤其是当曝光因子自动选择的时候。$K_{a,e}$ 值（包括反散射）的测量可以通过放置在这样一个板状模体表面的平板电离室得到，同时记录曝光后的 mAs 值。

（153）人们开发了一些由 PMMA 和铝制成的标准板状模体，可以复制标准的胸部、腹部和腰椎检查（Conway et al., 1992）。目的是试图获得与各个身体部位检查相似的透射 X 射线束，从而可以对 X 射线摄影设备的 AEC 运行状态进行测试。这些标准模体可用来比较和评估不同 X 射线设备的 AEC 设置。

（154）虽然模体有助于评估 AEC 模式下 X 射线设备运行的性能，但它们不能取代实际患者检查的调查。患者检查的数据是决定临床应用中 DRL 量数值的唯一确定性方法。

（155）板状模体也可以用来测量透视设备上不同预设协议的入射表面空气比释动能（$K_{a,e}$）率，以提供透视装置的性能信息（Martin et al., 1998）。结果可以与性能标准进行对比，但这些入射表面空气比释动能（$K_{a,e}$）率不是 DRL 量。这些测量可以在 QA 测试中进行，并对 QC 测试（Balter et al., 2004）和患者调查中所发现过高值的可能原因的解释方面提供有价值的信息。

3.5. 乳腺 X 射线摄影

（156）在乳腺 X 射线摄影中，身体唯一接受到显著剂量的部分是乳房。乳腺 X 射线摄影使用的 X 射线管电压在 25kV 和 38kV 之间，X

射线球管阳极和滤过由不同于其他X射线系统的材料（如钼、铑、银、钨和铝）制成。由于使用较低能量的X射线，乳腺X射线摄影使用特殊设计的仪表对其辐射输出进行测量。由于入射窗衰减的影响，这些仪表需要在乳腺X射线摄影所用的X射线能谱范围内进行特殊的校准。

（157）乳腺X射线摄影中，乳腺的辐射剂量会由于乳房厚度的不同而不同。然而，不是简单的选择一组患者，而是推荐在调查或自动数据搜集系统中包含所有尺寸的乳房。考虑到乳房大小的变化，应当至少收集50名患者的数据。这样也可以确保采样能代表特定区域或国家的特点。为了获取代表当地人群标准乳房厚度的结果，将数据的分析限制在一个较窄的加压乳房厚度范围内是比较合适的。

（158）乳腺X射线摄影的调查中使用三个DRL量：$K_{a,e}$、$K_{a,i}$和D_G。对乳腺X射线摄影和乳腺体层合成来说，委员会推荐使用上面三个量中的一个或多个作为DRL的量，而量的选择取决于当地的实践和规章制度的要求。即使在相同的乳房厚度下，$K_{a,e}$和$K_{a,i}$也会由于kV和不同阳极/滤过组合的不同而存在较大的可变性，故委员会建议使用D_G作为DRL量，尽管它只是一个器官剂量的度量，而不是医学成像任务中所用电离辐射的量。

（159）$K_{a,e}$最初用作DRL量。它的测量简单直接，不需要校正因子。能使得具有相似阳极/滤过组合的乳腺X射线摄影设备之间进行直接对比。然而，近年来由于阳极和K边缘滤过所用不同材料导致的线质多样化，从而改变了D_G对$K_{a,e}$的依赖。对比结果时应将这些差异考虑在内。

（160）每mAs的$K_{a,i}$可通过对输出的测量获取，测量时压迫板就位。该参数乘以检查中所用的mAs值就能获得$K_{a,i}$值。$K_{a,i}$有赖于乳房的大小，个体之间存在较大的差异。基于此，在患者调查时建议每个医疗机构包含更多的患者（如50人）。

（161）D_G给出了不同设备的相关风险的直接对比，所以世界上很多地方都采用它。$K_{a,i}$和D_G之间的关系高度依赖乳房厚度、组成成分以及线质（Wu et al.，1994；Boone，1999），因此，$K_{a,i}$和$K_{a,e}$直接测量所得的DRL量在潜在风险方面会比其他类型检查具有更大的变化。

这是很多国家为什么使用 D_G 来帮助优化的一个有说服力的论据。

（162）D_G 是由检查（具有一定的乳房加压厚度）中所用的 $K_{a,i}$ 计算得来的，检查中 $K_{a,i}$ 和 D_G 有赖于乳房大小和它的组成，在女性一生中会出现变化。DRL 值也有赖于摄影的体位，标准的乳腺 X 射线影像有两个体位，包括头尾位和内外斜位。

（163）关于 $K_{a,i}$ 到 D_G 的转换有大量的文献出版，是由适用于较宽线质范围内的蒙特卡罗计算得到的。它们是线质（即半值层厚度、阳极/滤过组合、乳房厚度和乳房组成成分）的函数（Dance et al., 2000；IPEM, 2005）。

（164）当 $K_{a,e}$ 或 $K_{a,i}$ 作为 DRL 量时，评估程序的安排应根据有资质医学物理师的建议，以确保将乳房厚度的依赖性和 D_G 的差异性考虑在内。模体可以提供一种方便的方法来帮助确定 DRL 值。然而，模体不能评估实际检查中所涵盖的全部乳房尺寸，不能反映设备的临床应用，因此推荐将患者调查作为评估乳腺 X 射线摄影辐射量的主要方法。

（165）乳腺 X 射线摄影中，使用一个与标准乳房相当的模体进行常规质量控制（QC）。2006 年的欧洲指南（EU, 2006）建议对不同特定厚度的 PMMA 板进行成像，对每种厚度的 D_G 值进行计算。在英国，典型的模体是一块直径为 160mm、厚度为 45mm 的半圆形有机玻璃，使用它可以在 AEC 模式下通过 mAs 读数来评价 D_G。45mm 厚的 PMMA 乳腺模体相当于 53mm 厚的标准乳房，可用于对比不同乳腺 X 射线摄影设备的剂量学性能。使用校准后的适当探测器在模体表面测得 $K_{a,i}$ 值，通过标准方程和转换因子可计算得到 D_G 值（Dance, 1990；Dance et al., 2000, 2009, 2011；IPEM, 2005；Dance and Young, 2014）。在这个标准乳腺模体下，英国乳腺筛查项目所采用的 D_G 的 DRL 值为 2.5mGy。

（166）在美国，用于乳腺 X 射线摄影机构认证的标准模体，由一个 PMMA 块、一个蜡插件和一个附着在模体顶端的 PMMA 圆盘组成。目的是模拟一个 4.2cm 厚由 50% 脂肪和 50% 腺体组织组成的加压后'标准乳房'的衰减特性。美国联邦法规将标准模体的 D_G 值限定在每幅影像 3mGy。2006 年，屏／片乳腺 X 射线摄影系统的平均 D_G 值约为 1.8mGy，而数字乳腺 X 射线摄系统为 1.6mGy（Spelic et al., 2007）。

（167）对于相同的摄影体位（如头尾位、内外斜位），无临床症状个体的筛查项目应该使用与有临床症状患者检查相同的 DRL 值。

3.6. 牙科 X 射线摄影

（168）有些检查与患者体型没有关联。口腔内和全景牙科成像就是这样的例子，检查所用设备通常是固定 kV、mA 和曝光时间。对口腔设备来说，医学物理师的剂量学测量是最佳选项，而不是对单个患者的测量。剂量调查可以在对 X 射线设备进行质量保证（QA）检查时，使用辐射探测器进行直接测量。

（169）牙科 X 射线摄影中，设定 DRL 值和评价患者剂量的简便方法是在标准设置下进行相关测量。口内 X 射线机经常使用固定管电压和管电流，根据所检查的牙齿类型来调整曝光时间，从而改变曝光量。曝光时间是手动选择的，要么用一个专为牙齿摄影校准过的刻度盘或者直接选择曝光时间。在标准设置下将校准后的适当探测器放在 X 射线传输路径的末端，实现 $K_{a,i}$ 值的测量（Gulson et al., 2007）。该测量与皮肤表面的入射空气比释动能相关。

（170）开展测量时必须使用牙科医生常规使用的曝光设置。必须获得相关信息以确认牙科检查协议中所指定的设置。建议在调查之前获得这些信息，可能的话发给牙科医生一份简短的调查问卷在检查之前完成，在牙科 X 射线实践中寻找这些信息和其他的数据。成人和儿童一般使用不同的设置，两者都需要剂量测量和 DRL 值。DRL 在牙科 X 射线摄影中的使用在 7.1.2 中进一步论述。

（171）在牙科医疗机构中，X 射线设备通常总是保持在标准的胶片感度或者探测器感度设置。然而，对这些设备进行测试的人员应确保，在测试前由牙科医生确认这些参数设置就是临床实际使用的。

（172）另一种调查方法不需要访问每个牙科机构，而是通过校准过的测试包来完成，该测试包是由一组不同滤过材料覆盖的胶片构成,中心实验室通过邮局将测试包邮寄到牙科诊所。它们可以评估使用数字接收器以及使用胶片的 X 射线设备。这些测试包提供了一种远程评估的潜在方法(Gulson et al.,2007)。然而,需要付出相当大的努力来开发和校准这个系统,同时保证在使用中给予牙科医生足够的指导。

(173)作为教育内容的一部分,牙科医生应该接受 X 射线摄影和放射防护的培训(ICRP,2009)。培训内容保持最新是很重要的,而且要包含有关 DRL 所起作用的内容。这一点应该通过剂量测量结果的反馈得到加强。推荐定期进行放射技术和放射防护优化的复训。

(174)对于口腔全景 X 射线摄影,需要相关技术来测量整个线束的 DRL 量。像标准 X 射线摄影一样,牙科 X 射线摄影的 P_{KA} 可通过附着在 X 射线球管管壳上的电离室对整个线束进行拦截测量而得到。另一种方法是,可以使用较小的探测器(仍宽于 X 射线束),它经过 DWP(线束的平均 $K_{a,i}$ 值乘以线束宽度)校准,放置在接收狭缝处(Holroyd,2012a;Mitchell and Martin,2013)。DWP 乘以接收狭缝处 X 射线束的长度可转换成 P_{KA}。比线束宽度小的探测器用于线束内空气比释动能的测量,结果再乘以狭缝宽度得出 DWP 值。然而,由于线束内空气比释动能存在差异,该方法会出现较大的误差。

4. 介 入 程 序

- DRL 在介入程序中的应用具有挑战性，因为除了患者体型，患者剂量还取决于各种各样的因素
- 应当对介入程序的 DRL 进行评估并将其用作最优化的一种工具
- 委员会推荐，可能的话对介入程序中所有 DRL 适合量的数据进行追溯。这有助于优化的过程
- 委员会推荐，DRL 过程应当用于介入透视和介入 CT 中
- 对于介入程序，复杂程度是患者辐射剂量的一个决定因素，最好对每一病例的复杂性进行单独评估。DRL 的倍乘系数可能适用于更复杂的病例
- 另一种方法，需要一个区域或国家范围内的大量机构内某一程序的所有病例的剂量测量数据集，以及当地机构内相同程序所有病例的剂量测量数据
- 如果患者 DRL 量的值比预期高，应当开始相关的调查，首先对设备，其次是程序协议，最后对操作者技术进行评估。设备故障或者设置错误是最容易评估和校正的，而操作者技能则是最难分析和施加影响的一个过程
- 累计透视曝光时间是患者剂量的一个较差的指标，但可以记录并作为一种辅助 DRL 量，以帮助优化

4.1. 引言

（175）20 世纪 80 年代，DRL 引入放射诊断检查，并在 20 世纪 90 年代得到广泛应用（ICRP，1991，2001a；Wall and Shrimpton，1998）。

DRL 最初是在针对一个"标准"检查的潜在假设基础上发展起来的，即患者在一个特定 X 射线摄影设备上进行的特定检查的剂量变化，仅作为身体厚度的函数（或体重的一些其他估量）。DRL 方法学就是依据这个假设，即使用有限数量的数据点来确定每个机构的中位数。

（176）DRL 对于具有较少程序变量的诊断成像检查最为有用，比如胸部 X 射线摄影（NCRP，2010）。而介入程序中"标准"检查的假设不存在，所以应用 DRL 就很有挑战性。

（177）对透视引导下介入（fluoroscopically guided intervention，FGI）程序（如心脏介入和放射学介入程序），委员会曾表示，DRL 原则上可用于剂量管理，但实施起来很困难，原因在于即使是同一机构的相同程序，患者剂量的分布都非常广泛（Padovani and Quai，2005；ICRP，2007c）。FGI 程序的辐射量受到诸如患者解剖、病变特征和疾病严重程度等程序复杂性的显著影响（Vehmas，1997；Bernardi et al.，2000；Peterzol et al.，2005；IAEA，2009）。介入程序的 DRL 必须与其他成像模式有所不同。然而，即使这些程序的目的是治疗而不是诊断，由于其目的是类似的（即提供一种优化工具），委员会建议使用相同的名字（DRL），引入不同的名字容易引起混淆。

（178）原则上讲，为了对接受 FGI 程序的人群的剂量测量数据进行最准确的比较，最好通过患者体型和体重差异的补偿将 P_{KA} 和 $K_{a,r}$ 数据进行归一化处理。这些影响体厚的因素反过来会影响 X 射线束的衰减。透视时间不需要此类的归一化处理，因为这个量与体厚没有直接关系（Miller et al.，2009）。然而，一份已发布的对 FGI 程序的量化分析表明，使用所有患者的数据而不考虑体重，所产生的结果与将患者体重限制在 65～85kg 范围内的分析结果类似（IAEA，2009）。这与之前的研究一致，即 FGI 程序本身的复杂性远比患者体重更能影响所用的辐射量（IAEA，2009；Miller et al.，2009）。

（179）模体不适用于 FGI 程序 DRL 值的设定，但可以而且应该用于评估设备性能，因为它们提供了优化过程中所用的至关重要的信息（Martin et al.，1998；Vañó et al.，2008b，2009b；NCRP，2010；Balter et al.，2011）。

4.2. 复杂性分析

（180）介入程序的复杂性会由于患者和病变本身存在变异性而有所变化。患者之间的变异性指的是患者解剖和临床因素（如体型、血管树的解剖变异、正常血管直径、趋向动脉痉挛）的变异性，它们决定着技术参数的应用（如观察不同血管支所需的 X 射线投照方式），也会增加复杂性。病变差异性指的是所治疗的病理上的差异（如狭窄 vs 闭塞，有无钙化，胃肠出血点）。出于这些原因，介入程序会由于患者、操作者、材料类型（导管、支架等）以及设备因素，使得个体的辐射量具有很大的可变性（Wall，2001；ICRP，2001a；Miller et al.，2003，2012a；Balter et al.，2004；IAEA，2009；NCRP，2010）。

（181）一个弥补患者因素所致变异性的潜在方法是，将程序复杂性的度量考虑在内（ICRP，2001a，2007c）。一些研究已经探索了确立某种心脏介入程序 DRL 值的可行性，利用程序的复杂性对 DRL 量进行归一化处理（Bernardi et al.，2000；Peterzol et al.，2005；Balter et al.，2008；IAEA，2009）。经皮冠状动脉介入治疗的复杂性因素（治疗血管的数量、大于美国心脏病学院 / 美国心脏学会复杂性等级 B2 的病变数量、严重迂曲血管的数量、分叉支架的数量）已经确定，从而可以将这些程序分类为简单、中等或者复杂（Ryan et al.，1988；Bernardi et al.，2000；Balter et al.，2008；IAEA，2009）。

（182）目前针对其他心脏介入和介入放射学程序的复杂性分析只有一些初步的例子。Padovani 等人（2008a）提议对用于治疗各种心律失常（心房颤动、心房扑动、窦性心动过速、室性心动过速和心脏功能缺陷预激综合征）的心脏射频消融程序进行分类，但是目前的研究仅从少量的程序样本中提供对 DRL 量的估算。D' Ercole 等人（2012）提出在基于神经血管成像诊断程序和像脑血管造影、颅内动脉瘤栓塞术和动静脉畸形之类介入治疗的复杂性基础上建立地方 DRL 值。一项近期的研究将常用的介入放射学程序（经颈静脉肝组织活检、胆汁引流、子宫肌瘤栓塞、髂动脉支架植入和肝化疗栓塞术）的复杂性分成三个级别，并提供了这些程序的西班牙国家 DRL 值（Ruiz Cruces et al.，2016）。然而，这仅是一些复杂性问题如何被解决的例子。这一领域需要积极参与并开发出合适的方法。

（183）这些例子显示出以下内容的可能性，即确定单个介入放射学程序的复杂性因子，将其分成简单、中等和复杂三组，并确定每组的 DRL 值。当有限的影响因子可以解释所用辐射剂量的差异时，这种方法就是实用的。例如，在英国健康保护局（HPA）有关经皮冠状动脉介入治疗的研究中，植入支架的数量被确定为可以充分描述这些程序复杂性的确定性因素（Hart et al.，2007）。然而，由于评估程序复杂性所需要的大量临床数据通常无法获取，很多近期发表的研究中介入程序的 DRL 值没有考虑其复杂性（Neofotistou et al.，2003；Peterzol et al.，2005；Balter et al.，2008；Miller et al.，2009；Vañó et al.，2009a）。

4.3. 介入透视程序的数据集

（184）可以采用一种不同的方法来表征和分析 FGI 程序的辐射剂量，不需要那些通常很难搜集的临床数据（病理学信息、影像分析、技术和临床复杂性因子）（NCRP，2010；Balter et al.，2011）。与用于确定诊断成像（如 X 射线摄影）DRL 值所需的病例数相比，它需要对更大量的病例数据进行搜集和分析。该方法需要感兴趣 DRL 量的完整分布信息（Marshall et al.，2000）。它以一个数据集的形式提供了一种基准，这个数据集包括很多医疗机构中某种程序的所有病例的 DRL 量的数值（Smans et al.，2008；IAEA，2009；Vañó et al.，2009a；Balter et al.，2011；Sánchez et al.，2011，2014）。这不同于诊断 X 射线程序 DRL 的应用，因为对于诊断 X 射线检查来说，DRL 值是通过数量有限的病例汇总数据来确定的。

（185）当该方法用于核查的时候，它需要一个区域或者国家的包含大量医疗机构某项程序的每个病例剂量测量数据的基准数据集，有时候被称为"参考数据集"（ADS）（NCRP，2010），而当地医疗机构同一程序每个病例的剂量测量数据的当地数据集,有时候称为"机构数据集"(NCRP,2010;Balter et al.,2011)。该方法利用某项检查每一个病例的数据而不是有限的病例样本来创建 DRL 量的分布,以弥补这些检查 DRL 量的数值的较大变动(Padovani and Quai,2005)。

(186)对于确定是否需要进行一次调查,与用于 DRL 的其他数据集类似(即当地的中位数与基准数据的第 75 个百分位数进行比较,如果前者超过后者则需要进行调查)。不应该使用当地均值,因为它会受分布曲线高尾部分的强烈影响(Wall,2001)。高辐射剂量的出现反映了设备功能低下或者设备设置不当、该检查的性能未达最佳、操作者不熟练或者临床复杂性很高。当地中位数低于参考数据集(ADS)的第 10 个百分位数(IAEA,2009)或者第 25 个百分位数(NCRP,2010)时也需要进行调查。辐射剂量较低的原因有可能是透视引导下介入检查(FGI)病例不完整、影像质量欠佳,或者剂量管理措施十分出色。为了更好地评估当地数据,推荐将本机构数据的中位数、第 25 个百分位值和第 75 个百分位值与基准数据的对应百分位值进行对比(NCRP,2010)。

4.4. 介入透视中多种 DRL 量的使用

(187)所使用的量应容易测量(ICRP,2007c)或获取。累计透视时间容易获得,但是与峰值皮肤剂量($D_{skin, max}$)的关联性差(Fletcher et al.,2002)。对 FGI 程序来说,$K_{a,r}$ 和 P_{KA} 已经发展成辐射相关的组织效应和随机性效应风险的估计量。

(188)P_{KA} 是患者所接受能量的一个替代测量,因而是随机效应风险的一个合理指标(Miller et al.,2003,2012b;Hirshfeld et al.,2004;NCRP,2010;Chambers et al.,2011)。$K_{a,r}$ 是峰值皮肤剂量($D_{skin, max}$)和由此的组织效应风险的一个有用预测指标,比如辐射诱导性皮肤损伤(Hirshfeld et al.,2004;NCRP,2010;Chambers et al.,2011;Miller et al.,2012b;Jones et al.,2014)。

(189)在欧洲,一般使用 P_{KA}。在美国,$K_{a,r}$ 使用更多一点,可能是因为美国 FDA 要求 2006 年年中以后生产的透视设备都要显示 $K_{a,r}$，但对 P_{KA} 不做要求。国际电工技术委员会的标准中也要求在介入透视系统显示 $K_{a,r}$ 和 P_{KA} 两个参数（IEC，2000，2010）。出于 DRL 间比较的目的，这两个量都可以接受（ICRP，2007c；NCRP，2010）。

（190）一些作者提议 FGI 程序的 DRL 值使用多个量：P_{KA}、$K_{a,r}$、透视时间和图像采集数量（Vañó and Gonzalez，2001；Miller et al.，2009，2012a）。这种办法可有助于确定辐射没有实现最优化的原因，并可简化调查过程。例如，当 P_{KA} 超过 DRL 值，但 $K_{a,r}$ 在可接受范围之内时，可能是对准直不够重视导致的。如果一家特定机构内 P_{KA} 和（或）$K_{a,r}$ 的中位数超过相应的 DRL 值，对透视时间和图像采集数量的评估可有助于确定它们是否是影响因素。委员会推荐，机构中所开展的介入程序，对所有可获取的适当 DRL 量的数据进行追溯。

（191）尽管文献中包含了来自多个医疗机构和国家的成人介入透视程序的 $K_{a,r}$、P_{KA} 或透视时间等数据，但是有关儿科检查的这些数据最近才出版，而且这些儿科研究的病例数通常更有限（Strauss et al.，2015；Ubeda et al.，2015）。

（192）如果 DRL 量的中位值比预期高，则应该对透视设备进行调查。由 PMMA 薄块组成的模体来模拟患者，提供了一个根据 $K_{a,e}$ 和空气比释动能率评估设备性能的好方法。它们可以对透视设备上不同成像方案所产生的辐射水平进行评估，也能为最优化提供必要的信息（Martin et al.，1998；Vañó et al.，2005；Padovani et al.，2008b；Ubeda et al.，2011）。如果透视设备运行正常且在规范范围内，应对检查协议和操作者的技术进行检查（NRPB/RCR，1990；Vañó and Gonzalez，2001；Wall，2001；NCRP，2010）。之所以推荐这种顺序，是因为设备故障和设置不当是最容易评估和校正的，而操作者水平是最难评估和影响的过程（Vañó and Gonzalez，2001；Balter et al.，2011）。

（193）锥形束 CT 已经成为一些介入透视程序的常规部分。对程序中这部分的优化因而也变得重要。如果可以的话，记录介入程序中锥形束 CT 部分的 P_{KA} 和 $K_{a,r}$，有助于对该部分进行优化（参见 5.3.3）。这也同样适用于三维旋转血管造影（Corredoira et al.，2015）。

4.5. 介入计算机体层成像

（194）在 CT 引导下可以进行介入程序。目前可以开展的程序的数量或者在一段时间内的数据相对较少，但显而易见的是程序的数量和类型一直在增加。例如，美国梅奥诊所 CT 引导下（不同于透视引导）经皮肺活检所占的比重从 1996—1998 年的 66% 增长到 2003—2005 年的 98%（Minot et al., 2012）。CT 主要用于胸部、腹部和盆腔小病变或者位置较深病变的引导下活检，它们在超声或者透视下显示不好。CT 提供了高分辨力影像并具有观察肠道和骨的能力。

（195）CT 引导下介入可以采用间歇 CT 扫描即当医生走出扫描间时进行扫描，或者使用 CT 透视（在穿刺针或者器械操作时由医生控制进行实时的间断性或持续性 CT 曝光）。CT 透视是一种 CT 成像方法，而不是透视成像方法。CT 透视可以观察到从皮肤到靶点的穿刺针轨迹，使 CT 引导下活检程序变得更直观。相对于标准的 CT 引导，CT 透视的主要优势是能够实时监测到病变随患者呼吸或者其他运动在体内的移动。该方法的使用使得介入检查更加快速和高效（Gianfelice et al., 2000b），因而日益普及。

（196）CT 透视可用于很多非血管性的介入（Daly and Templeton, 1999）。它可用于穿刺针引导，如聚集液体的引流、脊柱疼痛管理程序、肿瘤消融及胸部、脊柱、腹部和盆腔等部位的经皮穿刺活检（Buls et al., 2003；Joemai et al., 2009；Hoang et al., 2011；Trumm et al., 2012）。遗憾的是，CT 透视会对患者和操作医生产生相对较高的辐射剂量，而且掌握该技术很困难（Gianfelice et al., 2000a；Saidatul et al., 2010；Kim et al., 2011）。

（197）CT 引导下介入操作的患者剂量的可变性主要取决于检查的复杂性而不是患者体型大小。在此类检查比较多的医疗中心，DRL 量的值应当根据介入透视检查 DRL 设定的框架进行分析。相似的方法在 DRL 应用过程（所有介入检查的复杂性分析和评估）中也可能是有用的。遗憾的是，CT 引导下程序的复杂性要素尚未建立，而且用于确定 DRL 值的数据量也不足。

（198）DLP 可能不适合作为 CT 引导下介入程序的 DRL 量，因为所需的典型 CT 成像发生在很小的扫描长度范围，导致 DLP 值通常比标准 CT 采集时要小。委员会推荐对 $CTDI_{vol}$、CT 序列数和 CT 透视时间等参数都应确定相应的 DRL。

5. 数字 X 射线摄影、计算机体层成像、核医学和多模式程序

- 除非有其他特殊情况，本出版物第 2 章提到的通用内容适用于所有的成像模式

- 先进数字 X 射线放射技术（如体层合成 X 射线摄影、双能减影、对比增强减影、锥形束 CT）的 DRL 需要考虑到该技术"多幅影像"的特点，将这些检查与更多的标准检查程序区分开

- CT 使用 $CTDI_{vol}$ 和 DLP 作为 DRL 量。检查中扫描序列的数量也是有用的。体型特异性剂量估算（SSDE）（AAPM, 2011）也可以作为一种附加的优化方法使用

- 对 CT 来说，DLP 值是整个检查的累积 DLP。$CTDI_{vol}$ 值是每个序列的 $CTDI_{vol}$ 显示值。单个扫描序列的 DLP 值也是有用的，可作为累积 DLP 之外的补充

- 对核医学来说，委员会推荐，DRL 值应当根据给药活度，或最好是单位体重的给药活动来确定

- 基于体重的给药活度对那些放射性药物主要集中于单个器官（如甲状腺扫描、肺灌注扫描）的检查来说是不适合的

- 当有合理的临床原因时，个体患者检查的给药活度可以向上调整。也可以考虑对非常肥胖的患者设定一个固定的最大给药活度

- 由于核医学程序和 CT 程序的 DRL 适用于检查模式迥异的辐射，而且使用不同的 DRL 量，应该对每种模式分别设定和呈现 DRL 值

5.1. 数字 X 射线摄影探测器

（199）本出版物中，数字 X 射线摄影指的是包含数字乳腺 X 射线摄影在内的，使用直接或者间接数字探测器系统的患者平面成像。乳腺 X 射线摄影在第 3 章单独讨论。还包含像体层合成成像在内的先进成像技术。数字探测器包括存储荧光体技术（经常称作 CR）、CCD 探测器、直接或者间接转换的平板探测器以及光子计数探测器。

（200）存储荧光体技术是第一个可用于数字 X 射线摄影的技术。存储板在标准尺寸暗盒内被曝光，发生器、X 射线管以及滤线栅系统（立位或卧位）都不需要改变。然而，由于荧光体对光子能量有不同的敏感性，有必要对使用的所有 AEC 装置进行调整（Doyle and Martin，2006）。荧光板也可用于床边检查和其他特殊的投照。总的来说，发生器和曝光之后处理存贮荧光体板的阅读器之间没有关联。曝光时发生器的设置决定了患者照射量。阅读器只能检测到探测器接收的信号。发生器设置和探测器信号之间的不关联，影响着这些系统的 DRL 适宜量。

（201）CCD 系统在大多数国家的市场占有率很低。荧光屏影像被 CCD 相机记录并转化成数字影像。

（202）近来，平板探测器获得了很大的市场份额。它们使用直接或间接方式将 X 射线转换成电信号。这些探测器可提供高量子效率、优越的影像质量并显著降低患者辐射剂量。便携式和无线探测器在所有医疗环境中均可以进行大范围的各种检查。

（203）市面上最新的探测器类型是光子计数探测器。这些探测器使用光子计数而不是其他类型探测器所使用的能量集成方式。它们展示出出色的效率，也引入了组织识别之类的先进影像处理技术。目前应用于乳腺 X 射线摄影，而且逐渐被引入到 CT 和数字 X 射线摄影中。

5.2. 数字 X 射线摄影中的 DRL

（204）所有数字探测器系统都有一个大的动态范围。由于探测器所接受的剂量（对应着患者剂量）和影像质量之间存在直接关系，高辐射剂量会提供高影像质量，而不会出现基于传统胶片成像技术的饱和现象。高辐射剂量时影像质量不下降意味着，需要相应的 QA 和审核程序来保证辐射剂量根据临床任务而得到优化，不会出现"剂量蔓延"（dose creep）（不必要高辐射剂量的使用）（ICRP，2004；Williams et al.，2007）。DRL 过程的应用是 QA 系统中的一个重要部分。而且，数字探测器比它们所替代屏 / 片系统的敏感度往往更高，当安装了数字探测器时，DRL 值应该明确是为数字探测器而设定的（不应照搬胶片技术的 DRL）。

（205）在 93 号出版物（ICRP，2004）的第 2 章中，上述问题对屏 / 片 X 射线摄影到数字 X 射线摄影转换的特殊推荐进行了扩充，包括制订数字 X 射线摄影特异性 DRL 值的推荐。剂量蔓延的误区也得到了更详细的解释。

（206）数字 X 射线摄影 DRL 值设定时应当考虑本出版物中所陈述的原则。在收集数字 X 射线摄影 DRL 量的患者数据时，很重要的一点是了解所用探测器的类型，以便于根据探测器的类型来分析数据，因为特定检查的 DRL 量的值会随着不同类型探测器所致的敏感度差异而出现变化。在某些情况下，即使是相同的程序，也需要考虑针对平板探测器和存储荧光体探测器设定不同的 DRL 值。

5.2.1. DRL 量

（207）在数字 X 射线摄影 DRL 确定过程中使用的特定 DRL 量，将由数字成像系统的类型和技术因素来确定。第 2 章给出了相关的建议。量的选择也应考虑其他文献和 DRL 值中所用的 DRL 量。

（208）用来确定数字 X 射线摄影 DRL 值的量，取决于所用的数字探测器系统，但应包括 P_{KA}，$K_{a,i}$ 和 $K_{a,e}$（ACR，2013）。如果 X 射线摄影系统有测量或计算 P_{KA} 的功能，它可以被自动记录下来，用户就可以直接将这些数据与 DRL 值进行比较。对于 X 射线摄影，为了简化对准直器正确使用的评估，委员会建议，如果可以的话使用两个量 P_{KA} 和 $K_{a,e}$ 或 $K_{a,i}$ 来设定 DRL。

（209）对于 $K_{a,e}$ 有很多可用的历史数据，但对其评估则既包括计算也包括烦琐的测量。因此，评估并不总是可行的。当无法从常规 QC 获取球管输出数据或不具备直接测量能力来计算 $K_{a,e}$ 时，则可以使用标准的输出数据，这些数据是基于大量有代表性 X 射线设备调查的平均输出值（Asada et al.，2014；Martin and Sutton，2014）（表 3-2）。但是，这种方法不能识别异常曝光或滤过特性的设备，并在所有设备得到调查前仅作为初始步骤进行推荐。

5.2.2. 程序选择

（210）随着数字成像技术中图像处理技术的进步，许多先进的 X 射线摄影技术也开始出现。具体例子包括体层合成成像、双能量减影和对比增强减影。这些先进的技术都有一个共同点，就是使用多个低剂量的 X 射线影像输入到先进的图像处理软件中，产生带有附加信息的最终影像，如组织识别或横断"层面"。因此，这些技术所建立的任何 DRL 都需要考虑"多幅影像"方面的因素，并且应该将这些程序与其他标准程序区分开。例如，乳房体层合成成像与一个标准的头尾位和内外斜位乳腺 X 射线片（EU，2006）之间 DRL 值是不同的。

5.3. 计算机体层成像

5.3.1. 计算机体层成像的 DRL

（211）文献中有很多关于建立 CT 检查 DRL 值的实例（ICRP，2007b；Foley et al.，2012；NCRP，2012）。就本出版物的而言，术语'CT'适用于单排或多排探测器 CT 扫描仪，但不包括锥形束 CT。锥形束 CT 在 5.3.3 中考虑。

（212）CT 检查与其他诊断成像模式相比具有相对更高的辐射剂量，在很多国家约占医疗和口腔曝光累积有效剂量的 50%（NCRP，2009）。这种贡献率还在不断增长。例如，在英国，CT 对医疗和口腔曝光累积有效剂量的贡献上升至 68%（HPA，2010）。

（213）所有 CT 数字探测器系统都有一个高的动态范围。再加上探测器剂量（和患者剂量）与影像质量之间的直接关系，这意味着高辐射剂量可以提供高影像质量，而不会出现传统胶片成像技术的饱和现象。所以，与数字 X 射线摄影一样，QA 和核查程序是非常必要的，以保证患者剂量根据临床任务进行优化。DRL 是 QA 程序中的这样一个重要工具。

（214）在制订 CT 检查的 DRL 值时，很重要的一点是患者剂量调查的数据集应包括探测器技术、探测器配置和影像重建算法，这样可以正确识别出探测器类型和重建算法之间的差异。也有助于针对不同的 CT 技术制订当地不同的 DRL 值（如单层对多层扫描仪，滤过反投影对迭代重建），即使是针对同一种程序。

5.3.2. CT 的 DRL 调查中的注意事项

（215）当为 CT 设定 DRL 值时，应考虑本出版物中所述的原则。在对 CT 的 DRL 量进行调查和 DRL 值设定之前，必须确定一些具体的问题。

（216）患者选择是设定 DRL 的一个重要方面。与其他成像模式一样，在确定特定 CT 程序所需辐射剂量以获得足够影像质量时，患者的体型大小扮演了重要的角色（Samei and Christianson，2014）。选择患者时要么设定厚度范围（通常采用体重范围），或者使用 RIS 或PACS 系统中患者的电子数据。（患者的左右径或前后径可由放射技师使用标准的卡尺测量所得。）随着患者体型范围的减小，DRL 量的数值变化也会显著减小。结果是，确定 DRL 值所需的患者数据也会减少（IPEM，2004）。

（217）设定 DRL 值的另一个重要方面是量的选择。选项包括CTDI，即 $CTDI_w$ 或 $CTDI_{vol}$，以及 DLP。CTDI 在 102 号出版物（ICRP，2007b）中有详细定义和解释。DLP 是特定患者的 CTDI 和扫描长度的乘积。因此，它也包括了操作者的问题，这一点是设定 CT 的 DRL 时需要考虑的重要因素，因为它们反映了对实际患者的具体实践。这两项指标都反映了在开展医学成像任务时的电离辐射量，也是 CT 扫描协议中所用扫描仪设置的指示。它们都是防护最优化的有用度量。

（218）在 DRL 建立中所使用的确切量，将由负责制订 DRL 的机构来决定。但是，应谨慎考虑其他文献和已发表 DRL 值所采用的量。在可能的情况下，委员会建议，像法国和英国的做法一样，在为设定 DRL 值而进行的患者调查中应该对 $CTDI_{vol}$ 和 DLP 进行评估（Roch and Aubert，2013；Shrimpton et al.，2014）。现代 CT 扫描仪能够测定有效直径或患者等效厚度。这一点应作为额外的改进方面在儿科 DRL 值设定中加以考虑（参见第 6 章）。

（219）SSDE 可以作为防护最优化的额外信息源。当前，SSDE 没有被认为是一个合适的 DRL 量而加以采用，没有像 $CTDI_{vol}$ 那么广泛应用。当扫描仪的技术能够提供 SSDE 的自动计算时，它的使用可以为最优化提供有价值的额外信息。未来，SSDE 可能是合适的 DRL 量，特别是当 DRL 根据患者体型大小来确定时，此时的衰减特性无法由两个标准 CTDI 模体进行合理建模。

（220）当对 CT 进行优化时，有必要既要将检查作为一个整体（所有扫描序列）考虑，也要对每个序列（如平扫、增强、延迟）单独考虑。使用的 DLP 量是整个检查的累积 DLP，因为这可以很好地反映在检查过程中所用的电离辐射总量。单个扫描序列的 DLP 值也是有价值的，并且可以在累积 DLP 之外使用。

（221）管电流调制可以在每个扫描序列减少 30%～40% 的患者剂量，因此被广泛采用。然而，当使用管电流调制时，$CTDI_{vol}$ 在单次扫描中不是恒定的。在这个设置中，扫描序列完成后显示的 $CTDI_{vol}$ 通常是整个扫描长度的平均 $CTDI_{vol}$。所显示的 $CTDI_{vol}$ 应该被记录在每个扫描序列中，因为每个扫描序列通常是不同的。但是，用户应该检查所记录的 $CTDI_{vol}$ 值是否符合预期，因为一些制造商使用了其他值，如扫描中的最大 $CTDI_{vol}$。记录一次检查所扫描的序列数量也是有用的，这也有助于解释累积 DLP 的差异。

（222）这种方法的优点是简化了优化分析的某些方面。例如，如果在当地实践中累积 DLP 的中位值超过了 DRL 值，但是每个扫描序列的 $CTDI_{vol}$ 中位值都没有超出，这意味着应该将注意力集中在扫描长度和扫描序列的数量上。

（223）程序的选择对于确保 DRL 值的适用性也很重要。有两方面的考虑。在制订 DRL 值时，重要的是，所搜集的所有剂量测量数据来自全部参与临床机构的相同程序。这确保了机构之间进行对比的有效性和有用性。一个常见的问题是，通常没有标准来描述或者命名不同机构的检查类型。同一种检查（如成人头部 CT 平扫）在不同机构中经常有不同的命名（Morin et al., 2011）。

（224）详细说明与程序相关的临床任务以及扫描的身体区域可能也很重要，因为相同程序之间的差异可能会影响患者剂量，进而影响到 DRL 值。例如，针对肾结石的肾脏扫描，可能会比检测癌症的肾脏扫描所用辐射量低得多。在癌症探测时需要更多的辐射以区分固有衰减差异较小的目标。理想情况下，扫描协议应当明确相关参数，包括使用多序列扫描时不同序列的数据、起始和结束位置、管电压、固定 mAs 还是管电流调制、准直、旋转时间和螺距。

（225）收集的数据类型既需要按解剖学分组，也需要按协议类型分组。标准的解剖学分组是头部、腹部和胸部的单独检查，以及腹盆或胸腹盆的联合检查。协议也可能包括各种成像任务（如血管造影、灌注、肾结石识别）。

（226）对于每个患者来说，CT 扫描仪显示的 $CTDI_{vol}$ 和 DLP 值应该被记录下来，但是核查这些值的校准是很重要的。如果 $CTDI_{vol}$ 不显示，只能通过 $CTDI_w$ 和螺距计算出来。整个检查的 DLP 是将单个扫描序列的贡献累加得到的。

（227）如果数据收集是通过纸质表格进行的，那么患者的数量将是有限的，但至少需要 20～30 人。当数量有限时，如果可能的话，应该记录患者体型大小的信息，或者至少应该限定体型大小的范围，体型非常大和非常小的患者应排除在外。当使用自动数据收集系统时，这就不是问题了。

（228）对 CT 来说，如同 X 射线摄影和透视，最优化的辐射剂量应随患者的体型大小而变化（Samei and Christianson, 2014）。然而，管电流调制系统的性能差异会在多个方面影响患者剂量和体型大小的关系，因此管电流调制设置不能在 CT 扫描仪之间直接照搬（McKenney et al.，2014；Martin and Sookpeng，2016）。由于不同厂商 CT 扫描仪的管电流自动调节系统采用不同的影像质量参数进行调整，所以 DRL 量和患者体型大小之间的关系在不同 CT 扫描仪之间是不同的。在某些以噪声作为影像质量参照的 CT 扫描仪上，自动管电流系统的设置可能会导致体型较大患者不必要的高辐射剂量。因此，有必要确保调查数据所反映的是适当患者体型范围的数值。基于此，无论是设定几个成人体型范围的 DRL 值（基于体型或体重），还是对不同扫描仪之间的完整患者剂量数据集进行比较（图 2-1），如同在介入放射学中所推荐的，都是很有利的（Martin，2016）。

5.3.3. 锥形束 CT

（229）锥形束 CT 通常包括口腔和颌面部锥形束 CT 系统、介入放射学透视的锥形束 CT 成像模式、放疗验证系统。口腔颌面部程序是想通过使用比常规 CT 更低的辐射剂量来显示高对比度的物体（骨骼和空气），而透视和放疗应用则需要软组织结构的可视化，所需曝光量比传统 CT 高得多。

（230）锥形束 CT 是最近 ICRP 出版物（ICRP，2015）的主题。委员会建议根据具体情况（表 2-4）使用 P_{KA}、$K_{a,r}$、$CTDI_{vol}$ 和 DLP 作为 DRL 量。P_{KA} 和 $K_{a,r}$ 更容易获得并可用于透视和口腔锥形束 CT 系统（HPA，2010），而 $CTDI_{vol}$ 和 DLP 则可用于放疗成像系统和一些口腔锥形束 CT 系统。

（231）到 2017 年为止，锥形束 CT 的 DRL 设定方面几乎没有取得任何进展。基于一项对 41 台口腔和颌面部锥形束 CT 设备 P_{KA} 值的初步审核，HPA（2010）为标准成年患者上颌第一磨牙的植入手术提出了一个值为 $250mGy \cdot cm^2$ 的试行 DRL（尽管被称为"可能达到的剂量"'achievable dose'），此值被归一化到一个 4×4cm 的等中心区域。该值被 SEDENTEXCT 协会（EC，2012）采用，同时指出"需要进行大规模的审核，以建立更适合的 DRL 用于各种口腔和颌面部锥形束 CT 应用"。这个建议也适用于其他锥形束 CT 的应用。口腔和颌面部锥形束 CT 程序不应超过类似其他高对比度物体 CT 程序的剂量（典型 $CTDI_{vol}$ 小于 10mGy）。

（232）与常规 CT 相比，锥形束 CT 用于引导活检时能减少患者的剂量并提高目标的准确性（Abi-Jaoudeh et al.，2016）。锥形束 CT 也在介入透视程序中变的越来越重要（Wallace et al.，2008；Lightfoot et al.，2013；Corredoira et al.，2015）。它可以在程序中提供其他方法无法获取的信息和引导，提高了程序的安全性（Lee et al.，2014）。锥形束 CT 在程序中所占辐射剂量的份额是相当可观的。Corredoira 等人（2015）分析了在儿科介入心脏病学程序中测量的总 P_{KA}，发现锥形束 CT 在治疗程序中的辐射剂量贡献率为 33%，在诊断程序中为 16%。

5.4. 核医学平面成像和 SPECT 的 DRL

（233）本出版物中，核医学平面成像是指利用数字成像探测器系统对已注射放射性药物的患者进行的二维成像。数字探测器系统通常是闪烁伽马相机，装备有各种各样的准直器。对于所有类型的诊断核医学程序来说，放射性药物的摄入可以通过注射、口服或吸入的方式。

（234）SPECT 是一种核医学的断层功能成像技术，它利用了由放射性药物产生的伽马射线。与传统的核医学平面成像技术比较类似，但是使用了一个或多个旋转的伽马相机，能够提供三维信息。这些信息通常是以患者横断面影像的形式表现出来。这些影像可以自由重组和呈现。最近，基于固态探测器的伽马相机[如碲化锌镉（CZT）]已经开发出来并实现了商业化。当相机使用更灵敏的探测器时，应考虑减少所注射的放射性药物的活度，并相应地降低 DRL。

（235）对于标准体型和具有标准生物动力学的患者接受一定量放射性药物后的剂量计算，在委员会有关放射性药物患者辐射剂量的出版物中有所载述（ICRP，1987a，1987b，1998，2008）。委员会最近发布了一份概要，总结了与经常使用的物质有关的所有当前信息（ICRP，2015）。

（236）核医学平面成像中，对 DRL 进行了调查和设定，要么使用给药活度(MBq)(EC，1999b)，或者最好是单位体重的给药活度(MBq/kg)。后一种方式简单实用(Roch and Aubert，2013)。在一些核医学研究中，放射性药物主要浓聚于单个器官(如甲状腺、前哨淋巴结成像，肺通气和灌注研究)，对所有成年患者都可使用标准的活度。对于其他的核医学检查来说，理想的情况是给药活度根据患者的体重来计算(MBq/kg)。委员会建议，应该对儿童、青少年和低体重的患者采用以体重为基础的给药活度，并考虑其他人群。应考虑对非常肥胖的患者设定固定的最大活度。在第 6 章中讨论适于儿童的给药活度。

（237）对于 SPECT 成像程序来说，应以与核医学平面成像相同的方式设定 DRL 值。同样，理想的方法是对每种放射性药物建立基于体重的适宜给药活度(MBq/kg)。截至 2015 年，关于 SPECT 的 DRL 值的数据非常有限(Avramova-Cholakova et al.，2015)。对于相同的放射性药物，SPECT 的 DRL 值比平面成像略高一些。

（238）各个国家制订的指导文件，对使用特定放射性药物的现存诊断程序推荐了最大给药活度，包括对超重患者的活度指导(CRCPD，2003；ARSAC，2006；NCRP，2012；ACR-AAPM，2015；J-RIME，2015；Watanabe et al.，2016)。在欧洲，给药活度必须考虑"产品特点概要"中所提供的数据和信息，这是每种放射性药物上市许可的一部分(如 EMA，2013)。

（239）由当局或国家核医学协会(ARSAC，2006；Alessio et al.，2015；EANM，2015；SNMMI，2015)所提供的针对普通成年患者的推荐给药活度，在实践中可能并不能完全代表实际情况。不过，英国的一项调查(HPA，2008)显示，大多数核医学中心使用的给药活度与推荐的活度非常接近。由于大多数医院和诊所使用推荐的给药活度或更低的水平，在患者剂量方面的机构间差异比诊断放射学要小。如果设备或软件允许的话，鼓励从业人员使用较低的给药活度，产生的影像质量当然也要满足诊断要求。

（240）如果有合理的临床理由，个别患者的给药活度可以向上调整。比如一个极度疼痛的患者不能忍受正常的检查时间，可增加给药活度使检查在较短时间内完成，这一点也适用于肥胖患者。如果

DRL 将会定期调整[如心肌灌注成像(Notghi et al.，2003)]，则应遵循书面协议，而且对患者相对辐射风险的任何潜在变化(即给药活度的相对增加)，都应与相应收益的改变进行权衡(如患者不适、检查准确性等)。

(241)在核医学中，给药活度的增加不仅提高了成像质量，而且减少了采集时间。减少给药活度的同时保持影像质量，可以通过增加采集时间来实现。然而，延长采集时间是不现实的，因为患者无法保持静止，运动伪影会导致影像模糊。另一方面，从放射防护的角度来看，为了达到更大的患者流通量，而对患者增加给药活度是不可取的。

5.5. 核医学 DRL 调查的注意事项

(242)核医学成像 DRL 值的设定应考虑本出版物中概述的原则，并应根据第 2 章给出的指导开展调查。也可以从 QA 和认证过程中获得有用的数据(Becker et al.，2016)。可以预料，DRL 值将随着技术的进步而下降，如迭代重建和 CZT 固态探测器(Gunalp，2015；Piccinelli and Garcia，2015)。

(243)在设定核医学成像 DRL 值之前，必须确定一些具体的问题。对于大多数平面核医学程序，除了像 CZT 相机这样的特殊设备，所需活度只有很小的变化。然而，对于一些诊断性的核医学调查，给药活度高度依赖于预定的程序。例如心脏检查中对于负荷和静息成像都有一天和两天的方案，而且这些程序之间也存在差异。在不知道所用的确切协议时，就很难比较给药活度。一些国家的 DRL 值是基于两次注射的整个协议，而在其他国家则分别提供负荷和静息成像的 DRL 值。

(244)患者的选择是建立和使用 DRL 值的一个重要方面。与其他成像技术一样，在核医学的特定程序中，患者的体型大小在确定达到足够影像质量所需活度的过程中起着重要的作用。一般来说，调查会设定患者的体重范围。成人核医学中的 DRL 值通常是基于平均体型患者的给药活度[如(70±10)kg]，然后计算出单位体重给药活度

（MBq/kg）的 DRL 值。第 6 章中讨论儿科核医学的 DRL 值。

（245）建立放射性药物的辐射剂量结构式报告模板的工作正在进行，在概念上类似于 X 射线成像的辐射剂量结构式报告（ftp://medical.nema.org/medical/dicom/final/sup159_ft.pdf；https://www.ihe.net/uploadedFiles/Documents/Radiology/IHE_RAD_Suppl_REMNM.pdf）。这将使得任何核医学程序的给药活度、患者体重等能够有效登记，并可以在使用自动数据收集系统时简化这些程序的收录过程。

5.6. 融合成像（PET-CT、SPECT-CT 和 PET-MRI）

（246）PET 和 SPECT 已经与 CT（PET-CT 和 SPECT-CT）组合在一起，PET 与磁共振成像（MRI）组合在一起，因为这些组合可以通过提供身体的功能和解剖影像来提高诊断的准确性。

（247）能够采集精确配准的解剖学和功能影像，是组合模式（融合成像）设备的主要优点。使用 CT 影像的另一个重要优点是，能够对 PET 和 SPECT 的发射数据进行衰减校正。PET-CT 已经成为发展最快速的医学成像模式之一。

（248）本出版物中，"PET-CT" 和 "SPECT-CT" 这两个术语都属于融合成像程序，将核医学相机与 CT 扫描仪组合在一起，以获得结合了 CT 影像的 PET 或 SPECT 影像。CT 和核医学影像都是在同一个过程中获得的。PET-CT 或 SPECT-CT 检查中患者的辐射剂量是放射性药物和 CT 扫描所致辐射的组合。PET-MRI 的 MRI 部分不会增加患者的剂量，因此从辐射防护的角度来看，PET-MRI 可以看作是 PET 扫描。

（249）由于核医学程序和 CT 程序的 DRL 适用于完全不同模式的辐射，并使用不同的 DRL 量，因此，应当为每种模式分别设定和呈现各自的 DRL 值。重要的是，在制订 DRL 时，将 PET-CT 和 SPECT-CT 的探测器类型和配置作为调查数据的一部分记录下来，以便正确识别不同类型探测器之间的差异。融合成像中 PET、SPECT 和 CT 的注意事项在下面内容中讨论。

（250）通常，在进行核医学扫描时可能不需要诊断质量的 CT，低剂量的 CT 扫描足以进行衰减校正和定位。然而，在有些情况下，来自 PET-CT 或 SPECT-CT 检查的 CT 影像可用来替代后面的诊断 CT，从而减少对患者的辐射曝光，并为核医学扫描的解读提供额外的信息。这一点在设定 DRL 时应加以考虑。

5.6.1. 正电子发射体层成像

（251）PET 是核医学的一种体层功能成像技术，它使用一种发射正电子的放射性药物。作为正电子发射衰变的结果，产生彼此呈约 180° 的 511keV 的伽马光子对。这些湮灭光子被一个环绕患者的静止探测器探测到，然后重建出人体内活度浓聚的三维影像。

（252）根据检查的目的，PET 成像中使用不同的放射性药物。^{18}F-脱氧葡萄糖（^{18}FDG）可揭示组织和器官的葡萄糖相对代谢活动，用于诊断和确定癌症、炎症、存活心肌和脑病的程度。^{13}N- 氨化物或 ^{82}Rb-氯化物可用于评估心肌灌注。^{68}Ga-DOTA-TATE 和 DOTA-TOC 则可反映在各种神经内分泌肿瘤中生长抑制素受体的状态。由于放射性核素的物理半衰期和放射性药物的生物半衰期不同，所以 DRL 值必须根据每一种放射性药物来分别设定。目前大多数的 PET 检查都使用 ^{18}FDG，这里仅讨论 ^{18}FDG PET 和 PET-CT。

（253）理想的情况是根据患者的体重调整给药活度。较小的活度就足以为瘦人产生良好的影像质量，因为在这些人体中伽马光子的衰减和散射效应小于肥胖者。美国的指南对成年患者只推荐了一个 370～740MBq 的范围（ACR-SPR，2014）。欧洲的指南则提供了一个计算系统，它根据体重、影像采集方法（二维或三维）、扫描速度（分钟 / 床位），以及连续 PET 采集过程中的床位重叠（≤30% 或>30%）等进行计算（Boellaard et al.，2015）。

（254）由于给药活度的增加不仅能提高成像质量，而且还能减少采集时间，因此，似乎应该采用高于推荐的给药活动来减少扫描时间，特别是对于肥胖患者。对于肥胖的患者（>90kg），推荐增加扫描时间（单位床位的时间）而不是增加给药活度来改善影像质量。对于配备 LYSO 闪烁探测器的 PET 系统来说，为了不影响影像质量，应将 18FDG 的给药活度保持在 <530MBq（Boellaard et al., 2015）。

（255）不同 PET 系统的采集灵敏度有所不同。较老的 PET 系统有一种使用轴向准直器的二维采集模式。随着计算能力和电子器件的改进，开发了一种三维采集方式。所有的准直器隔板都移除，使得灵敏度提高 4～8 倍。在三维采集模式下，可以在不影响影像质量的情况下减少给药活度。欧洲核医学协会推荐，对标准成年患者［（75±5）kg］来说，二维采集模式时使用 380MBq 给药活度，而在三维采集模式时使用 190MBq（Boellaard et al., 2015）。

（256）新型的 PET-CT 扫描仪提供时间飞跃（TOF）技术，有助于克服体型较大患者信号较弱的问题。TOF 装置精确测量两个湮灭光子的实际时间差，这可以改善影像对比度并提高灵敏度。使用 TOF 技术可以使平均给药活度减少 20%（从 4.3MBq/kg 到 3.5MBq/kg），而不降低影像质量（Etard et al., 2012）。

（257）2011 年，法国对所有核医学科（Etard et al., 2012）的全身 PET-CT 检查的患者进行了一次全国性调查。^{18}FDG 平均给药活度为 4.3MBq/kg，与欧洲同期的推荐值相一致（Boellaard et al., 2015）。

5.6.2. PET-CT 和 SPECT-CT 中的计算机体层成像

（258）对于 PET-CT 和 SPECT-CT 中的 CT 成像来说，患者的剂量取决于 CT 检查的目的。在 PET-CT 或 SPECT-CT 检查的方案中，CT 部分包括一个定位像扫描和螺旋 CT 扫描。如果 CT 用于完整的诊断性 CT 检查，则在 5.3 中描述的 DRL 值是合适的，但当 CT 仅用于衰减校正和解剖定位时，较低的患者剂量（更低的 DRL 值）是合适的。如果 CT 仅用于衰减校正和联合定位，则应合理选择采集参数（管电流、电压、层厚、旋转时间和螺距），以尽量减少患者的辐射曝光（Jallow et al., 2016）。

（259）对于诊断性对比增强 CT，应该使用标准的扫描协议。最好是对身体的局部进行诊断 CT 扫描，而身体的其他部分，低剂量 CT 就能满足衰减校正和解剖定位的需要。如果 CT 仅用于衰减校正和定位，那么当前用于躯干诊断 CT 的 DRL 值对于 PET-CT 的 CT 扫描来说就过高了。尽管 PET-CT 系统之间存在很大差异（$CTDI_{vol}$ 的四倍变化），仍然提议全身 PET-CT 的 CT 部分的 DRL 值为 8mGy（$CTDI_{vol}$）和 750mGy•cm（DLP）（Etard et al., 2012）。

6.儿　　科

- 由于儿童患者的体型变化范围很大,相对于成年人来说儿童建立 DRL 值更具有挑战性。从早产儿到肥胖青少年,儿童的体重变化可能会超过 100 倍。对于儿科成像,不应该用一个单一的"标准"患者来定义 DRL 值

- 由于儿童的体重和体型变化很大,用于儿童检查的辐射剂量的大小也有很大的差异。在正常的情况下,患者的辐射剂量随着体重的变化而改变,但是在技术不恰当或者成像协议没有适配于患者体型和临床任务时,患者剂量的变化就是不恰当的

- 与成人相比,大多数儿童的体型较小,这就意味着在 X 射线检查中儿童有更多的器官可能会暴露在原发射线束内或者附近,因此,精确的准直变得更为重要也更为困难。在 X 射线摄影、普通透视和介入透视中,儿童比成人更需要适当的准直

- 过去,患者年龄分类曾被用来定义儿童分组,目的是建立儿科 DRL 值。很显然,单单依靠年龄并不是一个好的指标。体重分类是首选,并且在可能的情况下使用它

- 推荐体重范围用于建立儿科 DRL 值,这种方法应当被推广。欧洲指南建议:<5kg、5～<15kg、15～<30kg、30～<50kg 和 50～<80kg。如果年龄是唯一可行的方法,可使用 0、1、5、10 和 15 岁的年龄段分组

- 包括头颅在内的一些检查,推荐使用年龄分组(而不是体重)来建立 DRL 值

- 由于体重范围的要求和儿科成像中患者剂量数据的普遍缺乏,导致收集足够数据成为问题,由此,有人建议把 DRL 量表达为患者

体重的函数而不是按重量范围来表示。这个选择应该进一步探索

- 对于 CT，DRL 的量是 $CTDI_{vol}$ 和 DLP，是基于体部检查的直径 32cm 模体和头颅检查的直径 16cm 模体进行校准的。这些量的值应在患者检查中获取

- 现代 CT 扫描仪可以测定有效直径或患者等效厚度，这应该看作是设定儿科 DRL 值的一个进一步的细化。除了推荐的 DRL 量外，SSDE 可作为最优化的一种补充信息来源

- 对于核医学成像，DRL 的量和 DRL 值设定为给药活度（MBq）或单位体重给药活度（MBq/kg），因为这种方法既简单又实用。给药活度应该根据与体型或体重相关的约定因子进行调节

- 当区域或国家的 DRL 值不可用时，当地的实践可以与适用的已发布数据进行比较。对儿科来说这一点尤为相关，原因是目前缺乏区域和国家的 DRL 值

6.1. 与儿科 DRL 相关的注意事项

（260）儿科成像的最优化尤为重要，因为有害辐射效应的危险对儿童要比成人大得多，同时他们具有更长的预期寿命使得这些危险更有可能显现。此外，与成人相比绝大多数儿童的体型较小，意味着会有更多的器官位于原发射线束范围内或者附近，因此，精确的准直是更为重要也是更加困难的（ICRP，2013b）。X 射线摄影中，AEC 系统三个传感器的几何分布和间距是根据成人体型设计的，这限制了对儿科患者的 AEC 控制曝光的应用。由于小的身体部位无法充分覆盖单个 AEC 传感器的整个区域，最小体型患者的躯干和大多数儿科患者的四肢都需要手动而不是自动控制曝光。

（261）用于儿童检查的辐射剂量差异非常大，因为从新生儿到类似成人身材的青少年，患者的体型和体重都会有非常大的变化。患者辐射剂量的这种变化是合适的。然而，对于体型相同、有着相同临床症状且被照射解剖区域也相同的两个儿科患者来说，患者辐射剂量的变化就是不合理的。可能原因是技术欠缺或没有考虑这两个儿科患者

的疾病和体型而选择适配的成像协议。因此，基于体重或体型的儿科 DRL 值作为最优化的一种辅助，是尤为重要的。对成人成像协议简单改变后用于不同的儿科疾病或儿童体型是不可接受的。

（262）在讨论建立儿童的 DRL 值时，需要考虑许多因素。一些因素对成人和儿童是一样的，包括 DRL 量的选择、DRL 量分布的百分位数，以及采集患者检查数据还是模体测量数据。对于其他因素，特别是患者的体重和体型，考虑到应用于儿童，就必须要认识到设计特点的独特性。比如特定生厂商的透视设备，在设定时充分利用它的优势，同时最大限度地减少其设计缺陷的影响。

（263）成人的 DRL 值针对标准体型的患者来确定。对于儿童，由于儿科患者具有非常大的体型范围，没有单一的标准患者。成人的体重变化大约是 4 倍（40～160kg），而儿童的体重变化可能会超过 100 倍，如从早产儿（<1kg）到一个肥胖的青少年（>100kg）。在生命的前六个月，典型的婴儿体重会增加一倍，并且在第一年内它会增长三倍。AAPM 使用了几种不同的标准儿童模体来帮助儿科成像的最优化（AAPM，2011）。理想的是，在早产儿（<5kg）和青少年（<60kg，比标准体型的成人小一些）之间，应该建立五种或更多的体型范围。

（264）委员会以前没有提供关于典型儿童体型来确定儿科 DRL 的指导。在过去，人们已经习惯于将患者年龄用作儿童分组来建立儿科 DRL。通常情况下，使用 0（新生儿）、1、5、10 和 15 岁的年龄分组（ICRP，2007b，2013b），相应的标准模体也与之对应。如果患者的体重未知，为确保结果的准确性，在一个特定的年龄组应采集至少 30 名患者的数据（参见 2.3.3）。过去经常使用 4 个年龄组（≤1、>1～5、>5～10、>10～15 岁）（Vassileva and Rehani，2015）。然而，即使在这些分组内也存在很大的差异。Kleinman 等人（2010）证明，个体患者的体型与患者年龄并不具有很好的相关性，即使患者的平均体型是与年龄相关的。这项研究建议，最好使用基于儿科患者体型的分组，对于个体患者，在进行具有辐射风险的影像诊断程序之前要确定下来其体型属于哪一组。除了患者的体型变化，DRL 值的建立还应包含各种不同的实践类型。在一些学术中心，日常的患者剂量可能不同于非学术中心的典型患者剂量,这是由于自信水平、对儿科疾病的熟悉程度及患者体型造成的。

（265）与 DRL 量的相关性来说,体重是一个比年龄更可靠的因素(Watson and Coakley,2010;Järvinen et al.,2015)。使用体重分组来区分 DRL 值应当加以提倡。在发表的文献中,描述了许多根据患者体型和体重的不同分组方案。欧洲委员会(EC,2016)提议表 6-1 中的体重分组,同时具有对应的年龄分组。然而,在世界的不同区域,这种等效性会发生很大的变化。

表 6-1　儿科成像 DRL 欧洲导则所推荐的体重分组和近似的等效年龄(EC, 2016),以及以前调查所用年龄分组

描述	体重分组 /kg	基于标准体重表的年龄分组	国家 DRL 以前最常用的年龄分组 / 岁
新生儿	<5	<1 个月	0
婴儿、幼儿、儿童早期	5～<15	1 个月～4 岁	1
儿童中期	15～<30	4～<10 岁	5
青少年早期	30～<50	10～<14 岁	10
青少年晚期	50～<80	14～<18 岁	15

（266）如果年龄是唯一可用的方式,则可以使用年龄段分组。对于年龄组达到 15 岁的最常用的年龄分组,集中在 0、1、5、10 和 15 岁。如果体重可用,应该对这个参数进行收集使 DRL 值可以在体重分组内呈现出来。

（267）对于未来的 DRL 调查,基于患者年龄的 DRL 值的首要价值是,便于与旧数据进行比较。然而,请注意,人们研究了经验等效性,将现存的基于年龄的数据转换成对应患者体型,以便于与老数据比较(AAPM,2011;Seidenbusch and Schneider,2014)。

（268）为了比较国家或区域性的 DRL 值,体重的分组应该是相同的,因为 DRL 值都是基于这些样本的。考虑到儿科患者分组方法的差异性,不同调查结果的比较应始终保持谨慎。

（269）近来的研究已促使人们努力开发与儿科患者辐射衰减更紧密相关的指标。绝大多数现代的 X 射线摄影、X 射线透视和 CT 系统

都有某种形式的 AEC 或管电流调制。曝光量取决于 X 射线束路径上的有效衰减。对于 CT 扫描仪，衰减和管电流可以在每一圈旋转时发生变化。为了提高儿科 DRL 的实用价值，将来需要考虑把调查数据的分组转变为基于衰减分组的方式（也就是，在一个给定患者体型的分组内，小范围的患者体厚使得最小和最大患者之间 X 射线总衰减的变化很小）。

（270）对于 CT，为了排除原发射线对儿童身体不必要区域的照射，扫描长度的精确设置对于最优化患者剂量是非常重要的。

（271）对于 X 射线摄影和透视，为了确定 DRL 值和评估本机构的放射实践，通过使用卡尺测量接受照射的患者解剖部位的厚度来准确地将儿科患者按照体型大小进行分组。这一点尤其适用于数字探测器的 X 射线摄影，因为众多变量使得向影像接收器传递正确的入射空气比释动能成为一个挑战，而它是随儿科患者体型在很大范围内变化的函数。任何通过简单的测量可以排除的变量，例如用卡尺测量患者厚度，都有助于给定体型患者剂量的标准化，并且使得作为患者体型函数的 DRL 值的建立更加精确。

（272）相对于体部尺寸来说，头颅尺寸随年龄变化的程度要小，因此使用体重作为儿科患者的分组依据是不合适的。欧洲委员会推荐使用年龄分段来建立头部检查的 DRL 值（<3 个月、3 个月～<1 岁、1～<6 岁、≥6 岁）（EC，2017）。

（273）与快速发展的成像技术相比，现有儿科 DRL 值的更新速度非常慢。在大多数国家，目前的儿科 DRL 值还是最早实施的数值，并且是许多年前建立的。只有为数不多的国家拥有儿科程序的剂量趋势数据，这是基于对 DRL 量的连续调查得到的。

（274）由于许多医院的儿科影像检查频次通常比成人少，剂量数据的收集成了一个特别的问题。在一个典型的医院中，儿科患者的不同年龄、体重或体型的分组中通常仅有几个检查数据。鉴于这些有限的数量，建立 DRL 值的调查可能需要集中在提供儿科成像的主要医院。一种替代调查的方法是，为提交剂量数据的医疗机构建立自动数据采集系统。

（275）为了解决在儿科成像中由于需要多个患者分组及 DRL 量相关数据的普遍缺乏而引起的数据不足问题，DRL 量可以用患者体重的函数来表达而不是使用体重分组。在 CT 中，也可以使用患者的等效厚度。图 6-1 显示了一个用于定义 DRL 量 - 体重曲线的数据实例（Järvinen et al., 2015）。为了将当地患者数据与这条曲线比较，使用者不考虑年龄、体型或体重而获取了有限数量的患者数据（如连续 10 个患者），并把这些数据点叠加在 DRL 量 - 体重曲线上。如果大部分的点都在 DRL 量 - 体重曲线下方，或者这些数据拟合出的曲线位于 DRL

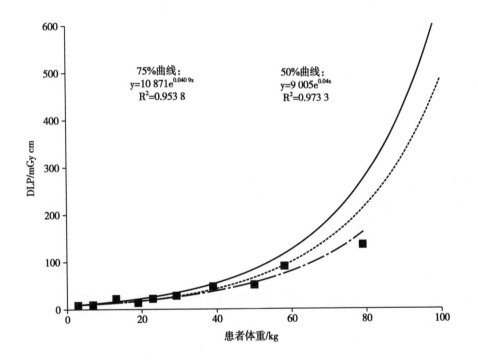

75%曲线：
$y=10\ 871e^{0.040\ 9x}$
$R^2=0.953\ 8$

50%曲线：
$y=9\ 005e^{0.04x}$
$R^2=0.973\ 3$

■　　A医院的随机数据

——　来自A、B和IC医院数据（相同体重）的75%曲线

—·—　A医院的随机数据

··········　来自A、B和IC医院数据（相同体重）的50%曲线

图 6-1　胸部 CT 诊断参考水平（DRL）量 - 体重关系曲线的实例，图中 DRL 量为剂量长度乘积（DLP）。这里的 DLP 值基于 32cm 直径的 CT 剂量模体。最低曲线显示的是单独一家医院中有限数据组所提供的对比实例（Järvinen et al., 2015）

曲线下方，则说明没有超出 DRL 值。同样的原理也在儿科胸部 X 射线摄影中得以应用来表达 DRL 值，这里使用患者厚度作为一个参数（Kiljunen et al., 2007）。这种替代选择已经在斯堪的纳维亚使用并取得了一些成功，但到目前为止经验还是有限的。

6.2. 儿科计算机体层成像的 DRL 值

（276）患者检查的 $CTDI_{vol}$ 和 DLP 是由一个直径 16cm（头部）或 32cm（体部）的特定标准参考模体决定的。对于一个特定患者的 CT 扫描，$CTDI_{vol}$ 和 DLP 会在 CT 控制台上显示，参考模体由扫描仪选择。使用头部蝶形过滤器或头颅扫描协议的检查，通常使用直径 16cm 的模体。对于胸部检查，当使用体部蝶形过滤器或体部扫描协议时，则选用直径 32cm 的模体。直到最近，在计算儿科体部 CT 协议的 $CTDI_{vol}$ 和 DLP 时，一些制造商使用 16cm 直径的模体、一些使用 32cm 直径模体作为参照。2012 年，IEC 修订了 CT 标准，指明在所有的体部检查中都应使用 32cm 的模体，包括儿科和成人（IEC, 2012）。

（277）要比较在一台特定 CT 扫描仪上患者的 $CTDI_{vol}$ 或 DLP 值与其他报告值的差异，就必须知道此扫描仪型号和软件版本所使用的模体直径。大多数情况下，所用的模体直径会与 $CTDI_{vol}$ 和 DLP 一起显示在用户控制台上，或者呈现在 DICOM 报告中。然而，老的扫描仪型号和软件版本可能不会在容易获取的地方提供这类信息。这种情况下，需要咨询扫描仪的制造商。

（278）患者体型对检查程序中所用的辐射量具有很大的影响，但是模体的尺寸并不能反映儿童或成人体型的变化。AAPM 的 204 号报告介绍了一个叫作 SSDE 的参数，允许基于 $CTDI_{vol}$ 和患者体型来估计患者的剂量（AAPM, 2011）。SSDE 是根据患者等效厚度调整的 $CTDI_{vol}$，这个调整是基于一组标准系数的。此项工作在 AAPM 的 220 号报告中进一步扩展，提出了一种水等效直径作为首选的患者体型度量方式（AAPM, 2014; Gabusi, et al., 2016）。

（279）被成像身体区域的厚度（标准卡尺很容易测量左右径）可提

供儿科患者体型最精确的分类,应该优先使用,而当前使用的患者体重是排序在后的替代方式。将来,基于患者物理厚度和解剖衰减特性(由 CT 扫描仪确定)的患者等效厚度,可使 CT 扫描仪自动计算和显示出 SSDE。

(280)在解释体型较小儿科患者的 $CTDI_{vol}$ 和 DLP 数据时需要谨慎。如果使用直径 16cm 的模体而不是 32cm 的模体来确定参考 $CTDI_{vol}$,患者剂量可能会被高估两到三倍。SSDE 的计算会考虑不同模体直径的影响,因此如果模体的直径已知,它对患者剂量的影响就可以考虑在内。

(281)在美国,ACR 登记信息中具有非常大量的患者,可以对一些儿科 CT 检查使用年龄分段的方式(在登记信息中没有收集体重数据)来确定中值和第 75 个百分位数(或其他)的值(http://www.acr.org/_/media/ACR/Documents/PDF/QualitySafety/NRDR/DIR/DIR%20Percentiles%20Report.pdf)。在美国以外,儿科 CT 的 DRL 可用于非常局限的检查类型,并包含在早期的 ICRP 出版物中(ICRP,2007b,2013b;Vassileva and Rehani,2015;Vassileva et al.,2015)。在一些情况下,并不清楚 $CTDI_{vol}$ 值是基于 16 还是 32cm 直径的模体。同时,在早期的 DRL 值被确定时,自动管电流调制技术可能还没使用。当可以使用时,CT 扫描协议中管电流调制的运用可以减少患者的辐射剂量。同样,如果迭代重建可用且由操作者在一个给定迭代等级下使用,适当修改后的 CT 扫描协议就可以减少患者的辐射剂量。

(282)对 CT 来说,许多目前的扫描仪可以确定患者的有效直径或等效厚度。患者的等效厚度可由患者的前后径和左右径得出(有效直径等于前后径和左右径乘积的平方根)。当这两个径长已知时,两个径长的乘积可用于有效直径的估算。

(283)使用等效厚度对患者分组来确定 DRL,可认为是以体重分组的一种替代方法或进一步改进。鼓励制造商提供确定和记录这些参数的功能,使它们与 DRL 量的数值一起包含在患者图像文件中,目的是使它们易于获取并用于改进的 DRL 值的确定。

(284)ICRU 的 74 号报告提供了患者有效直径和年龄关系的相关

数据(ICRU, 2005)。这些数据可用来关联年龄和有效直径,但年龄应该只用于与旧数据的比较。基于患者体型的剂量估计是更精确的,当体型信息可用时则应该加以使用(AAPM, 2011)。

6.3. X射线摄影、核医学和介入程序的儿科DRL

(285)建立X射线摄影、核医学和介入放射学的DRL值是有必要的。用于成人的DRL量,推荐可等同应用于儿科DRL值。其他与成人DRL相关的注意事项也适用于儿科DRL,但除外6.1所述内容,即患者体型和体重对于儿科DRL值是至关重要的。

(286)过去三十年中,在定期回顾和修订儿科成像DRL值方面,英国具有最广泛的经验。即使在英国,儿科DRL值也仅限于非常有限的检查类型中得以建立(如X射线摄影,仅限于头颅、胸部、腹部和骨盆的检查)。当没有适用的区域或国家的DRL值时,当地的放射实践可与已发布的任何可用数据进行比较。

(287)对于诊断X射线透视,欧洲国家中,目前的国家DRL值仅有排尿膀胱造影术,但在英国,设定的DRL值还包括钡餐和吞钡检查。所有透视的DRL值都使用P_{KA}作为DRL量。目前还没有儿科介入放射学或介入心脏病学的国家DRL值。主要在欧洲,也有亚洲和拉丁美洲的一些国家已经尝试建立儿科介入放射学的地方DRL值(Tsapaki et al., 2008;IAEA, 2009;Vitta et al., 2009;Kloeckner et al., 2012;Ubeda et al., 2015)。

(288)对于核医学成像,对相关的检查进行了调查,使用给药活度(MBq)或单位体重给药活度(MBq/kg)作为DRL量来设定DRL值,这种方法既简单又实用。对儿童的给药活度应根据与体型或体重相关联的约定因素进行调整(Lassmann et al., 2007;Lassmann and Treves, 2014)。给药活度的标准化和单位体重给药活度表的使用,对所有儿科核医学程序都很重要,在没有使用前,给药活度的大幅变化就能够显示出来。

(289)针对核医学/PET成像,欧洲核医学协会(www.eanm.org)和

"温和"成像联盟(Image Gently Alliance,www.imagegently.org)建立了基于体重的放射性药物共识值。儿科核医学中基于体重的活度在几个国家都有使用(Fahey et al.,2015,2016;Grant et al.,2015;Lassmann and Treves,2014)。这些活度值都已在儿童医院进行测试,以确保在保持足够影像质量前提下辐射防护的最优化。一个概括所频繁使用药物的当前信息的纲要已于2015年出版(ICRP,2015)。然而,还应当保持谨慎,以确保给药活度的量不会过低而导致不能进行临床诊断的情况发生。

7. DRL 在临床实践中的应用

- DRL 不应该用于单个患者。对于一些特定的影像检查或程序,有些患者往往比其他人需要更大的辐射量,这取决于患者的体型、具体诊断目的及程序复杂性

- 对于诊断 X 射线摄影和透视,通常应进行 DRL 量的当地调查。就代表性的检查类型,对每台 X 射线设备开展间隔约为 3 年的定期调查,或者当引入的技术或软件发生显著改变时进行。这是定期检查和优化过程的组成部分,即质量保证(QA)计划(在欧洲称为"临床核查")的一部分

- 作为 QA 计划的一部分,CT 和介入程序 DRL 量的当地调查应该更频繁(每年)。同样作为 QA 计划的一部分,年度调查也适用于 SPECT-CT 和 PET-CT

- 如果 DRL 量相关数据的连续性收集可以通过登记系统或电子数据库的自动整理来获得,剂量管理过程可以采用对所有这些数据进行定期核查的形式

- 对于特定 X 射线室、放射科或者其他机构,DRL 量的中位值应该与 DRL 值进行比较,来确定当地的中位数是否显著高于或低于预期值,以便于在必要时对辐射防护或影像质量的管理进行核查和优化

- 对于体重或体型在既定范围内的代表性患者,只要 DRL 量的当地中位值大于 DRL 值,就认为该 DRL 值是被"持续超过"

- 如果对登记系统或数据库数据的核查或核查显示,地方或国家的 DRL 值被始终超过,则应立即进行调查,不得拖延,并在适当情况下实施纠正行动计划并加以记录

- 调查应包括设备性能、使用设置和检查协议的核查。最可能涉及的因素是调查方法、设备性能、检查协议、操作者技能,对介入技术来说还包括程序的复杂性

- 当需要采取纠正措施以实现防护最优化时,有必要牢记 DRL 值不是剂量限值

- 在优化过程中,必须始终考虑医学成像任务所需的影像质量和诊断信息。任何诊断性影像检查应最先考虑所获影像质量是否满足临床目的

- 国家 DRL 调查分布的中位数(第 50 个百分位数)代表着,在放射学实践中与临床影像质量目标有关的剂量优化管理可以实现到什么程度。这些中位数提供了有助于优化影像质量和患者剂量的更多信息

- 当机构的 DRL 量的中位数远低于国家 DRL 调查分布的基准中位数时,应在检查中优先考虑影像质量(或诊断信息,使用多幅影像时)

- DRL 过程不会在一次评估之后就结束,任何优化改进之后都需要重复调查,整个过程应在适当时间间隔重复进行

7.1. X 射线检查 DRL 量的质量保证核查

(290) DRL 量的地方性调查应该在使用电离辐射进行影像检查的医疗机构中常规开展。这些是 QA 计划的一部分,它们的执行对合理运行和是否需要优化提供指导。同时也有助于确定国家或区域性DRL 值。针对每台 X 射线装置,机构通常对有代表性的检查进行核查。在数据收集基础设施有限的区域,如果设备的硬件或软件没有发生实质性的变化,则对于许多放射诊断和透视检查来说,间隔大概 3 年核查一次是适当的。对于 CT 和介入程序,建议进行年度核查(图7-1),因为它们会使患者接受更高剂量的辐射。随着患者数据收集和管理的自动化系统越来越普及,所有检查项目的核查频率应该降至每年一次。如果可以通过登记系统或电子数据库的自动数据整理来连续

收集 DRL 量的数据，那么剂量管理过程可以采用对所有数据进行定期核查的方式，以尽可能早地确定任何不利趋势。

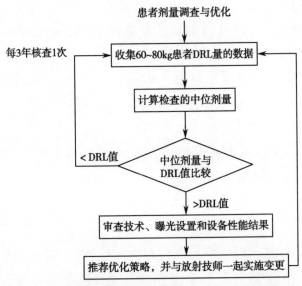

图 7-1　核查周期和优化流程的示例。DRL：诊断参考水平

（291）当引入新的成像设备或对患者成像设备进行改变而可能影响患者辐射剂量时，应进行验收测试以确保设备正常运行。然后，在第一年内且相应实践一旦确立，应进行患者剂量的调查，以确定当地 DRL 量的中位数是否已经发生改变。

（292）DRL 过程提供了一个工具，通过它可以对 X 射线检查、设备和使用更高辐射剂量的机构进行识别。然而，这只是患者剂量评估过程的开始，一旦确定了设备和程序，工作人员需要采取纠正措施来实现防护的优化。这个职责必须给予具备专业知识的工作人员。参与的工作人员团队取决于各个国家或区域的安排，可以是医学物理师、放射技师、医学物理技术人员，或放射医师，他们是医疗服务机构聘用或有合同关系的人员（Martin et al.，2013）。在一些情况下，这些负责人也可以直接由负相应责任的政府部门聘用。

7.1.1. 在医疗机构中设立核查计划

（293）每个机构都应该仔细核查在当地的核查中应该包括哪些检

查。当确定要纳入调查计划的检查类型时，须考虑以下标准：

（a）检查类型在机构中必须具有合理的使用频率，并应是所有设备的代表。

（b）核查不应仅限于放射科或门诊放射机构（outpatient radiology facility），还应包括用于医学或牙科成像的所有应用电离辐射的区域。

（c）检查类型应体现该机构的临床工作负荷。

（d）数据的收集必须是可行的。

（e）理想情况下，对部门工作量具有显著贡献的每一设备都应至少包括一种检查类型。

（294）应该考虑的其他方面：

（a）检查类型应涵盖该部门内从事 X 射线程序的所有操作者的工作，如放射技师、放射医师、非放射科的医师（如心脏医师、外科医师）等等。

（b）将那些具有国家 DRL 值或其他对照数据的检查包括在内是有帮助的，尽管这不是必需的。

（c）对于 X 射线透视，最复杂的检查应该适于设定成像协议，也有一些适合设置地方 DRL 或典型值。

（295）当所包含的具体检查项目确定后，下一个阶段就是选定所核查的检查室、这些检查室中开展的检查程序以及如何获取 DRL 量的数据。对于医院来说，还应该考虑移动式透视和摄影设备的核查。

（296）如 2.3.3 中所讨论的，对于一个特定检查的调查通常应包括至少 20 例患者，诊断性透视检查（IPSM/NRPB/CoR，1992）至少 30 例，乳腺 X 射线摄影 50 例患者。2.3 中讨论的所有选择标准和方法都适用。为了达到 DRL 所要求的平均体重，应针对标准体型的患者选择合适的体重标准。一般来说，体重标准是（70±10）kg 或（70±20）kg，目标是（70±5）kg 的平均体重。应使用适合地方、国家和区域人群的体重标准。如果是对来自 RIS 或 PACS 的大量检查数据进行分析，则体重纳入标准可以放宽。

（297）对儿科检查（参见第 6 章）DRL 量的调查更难以开展，因为大多数医院中儿童检查的频率较低，不同年龄 / 体重范围内的患者人数可能很少。在一些小型医院中的地方 DRL 值的调查,可能不得不根据放射科曝光图表上记录的针对不同体重/年龄儿童成像的标准技术参数。这样做仍然有作用,因为它有助于确定所使用的哪些参数是不合适的,以便操作者对其进行检查,并在患者需要检查时确保这些参数是正确的。

(298)将每种检查类型的所有 DRL 量的中位数与相关 DRL 值进行比较,然后来确定部门内需要进一步优化的程序(图7-1)。

(299)理想情况下,对于介入程序,应该收集本机构所有手术病例的数据。在与相关 DRL 值进行比较时,应尽可能考虑到样本手术的复杂程度。当无法获取这些信息时,应将本机构数据的中位数、第 25 个和第 75 个百分位数值与国家 ADS 的百分位数值进行比较(参见第 4 章)。

(300)在只能收集到少数患者数据的情况下,中位数或均值的不确定性可能会很大。因为不管是 DRL 值还是实测的 DRL 量都是不确定的,当病例数有限时,两个数值的直接比较应考虑其不确定性。四分位间距作为数据离散的一个指标。虽然委员会建议使用中位数优先于平均值,将平均值的标准误($=$ 标准差$/\sqrt{n}$)考虑在内可能会有所帮助,其中 n 是数据点的数量(所调查检查类型的数量)。95% 的结果的均值将位于真实平均值的两个标准误差之内。虽然这不是中位数的误差,但它可以作为对比的可靠性的指示。当患者体型范围较大时,调查应包括更大量的检查。当患者组中位数与 DRL 进行比较并判断是否超出 DRL 时,在对少数患者的数据分析中,假设 10% 的不确定度是合理的。

7.1.2. 牙科 X 射线摄影的质量保证核查

(301)在牙科 X 射线摄影中 DRL 流程的应用是很重要的,因为当引入更灵敏的成像方法新技术时,X 射线设备的曝光设置常常不作改变(如使用更快 E- 或 F- 感度胶片替代 D- 感度胶片,或数字摄影影像接收器)。推荐建立成人和儿科检查的国家或区域的单项 DRL 值,但由于数字 X 射线摄影探测器的灵敏度高于胶片和 CR,对数字 X 射线摄影系统设立单独的地方 DRL 或典型值被证实是有用的(Martin, 2016)。

（302）牙科 X 射线摄影的管理和实现最优化的方法不同于其他 X 射线应用的方法，因为牙科设备在大量的医疗机构中使用，放射成像仅是操作者专业内容的一小部分。牙科诊所的调查显示其剂量水平的范围很大，因为许多牙医在更换高感度胶片或安装数字 X 射线摄影设备后没有改变曝光时间，没有设定较短的曝光时间以适应高灵敏度的数字 X 射线影像接收器(Gulson et al., 2007; Holroyd, 2012b; Farris and Spelic, 2015)。

（303）所有的牙科机构应在 X 射线设备安装完成后及后来每隔一段时间(通常为 3 年)，对辐射剂量和成像性能进行测量。每种特定的牙科检查均设定 DRL 值，使用 $K_{a,i}$ 作为 DRL 量。口内放射摄影的剂量取决于 X 射线设备的参数设置，根据牙齿类型进行选择，与曝光时间有关。更换灵敏成像探测器后要实现剂量的减少，必须调整 X 射线设备的设置以改变曝光时间。基于测试结果，可以给出对设备设置进行更改的建议，并与牙科医生磋商后进行调整。

（304）牙科 X 射线设备的定期检测和 DRL 量的测量计划，可以发现那些不必要长曝光时间的设备。调查人员应该与牙医合作进行防护最优化。在此基础上可以实现防护的改善，否则可能无法实现。Martin(2016)描述了在苏格兰西部通过采用这种方法实现牙科剂量减少的例子。如果没有计划性的患者剂量评估和优化程序，则相当大比例的牙科 X 射线设备可能继续使用针对较老的、敏感性低的影像探测器设定的曝光时间。

7.1.3. 校正行动

（305）如果核查结果显示出任一程序的 DRL 持续超出，则应立即进行调查而不得延误，并采取适当的纠正行动(EC, 2013)。校正行动(防护最优化)应包括设备性能、所使用设置和检查协议的核查(Martin, 2011)。一般来说，首先检查 X 射线系统的设置是最容易的，因为这样不费时间，然后核查检查协议，最后评估操作者如何使用检查协议。

（306）如 2.6.2 中所述，当机构的 DRL 量的中位数低于国家 DRL 调查分布的中位数时，应在核查中将影像质量（或多幅影像的诊断信息）作为首选项目进行检查。

（307）QA 核查过程不会在单次评估后停止。任何优化后都需要重复调查，整个过程应在适当的时间间隔重复进行。对于大多数放射成像和诊断透视检查，每台 X 射线设备所选的有代表性检查应大约每隔 3 年进行一次调查，并且在引入的技术或软件有重大变化时进行。CT 和介入手术 DRL 量的当地核查应更频繁（每年）。年度核查也适用于 SPECT-CT 和 PET-CT。

（308）重要的是，所有 QA 计划剂量核查都要形成文件并保存记录，以便将来为设备用户提供有关优化过程的资料。

7.2. 超出 DRL 值时的考虑因素

（309）QA 计划核查是质量改进的过程，旨在根据明确的标准进行系统性的核查和评估以寻求提高患者的照护，并在必要时实施变更。恰当 DRL 量的调查和 DRL 值的比较有助于明确需优化的目标。

（310）如上所述，如果超出了 DRL 值（尤其是国家 DRL 值），则应该立即对此进行检查（图 7-1）。检查的结果应该确定 DRL 值为什么会超标。在用于比较 DRL 值的患者数据主体中，可能存在这样一些患者案例，患者需要大量的辐射以获得诊断信息所需的影像质量。如有必要，应该在下一个核查周期开始之前确定和设置补救措施。最可能需要补救措施的因素有：

（a）调查方法，包括所用调查工具的性能和被调查患者的选择。

（b）设备性能，包括成像设备、厂家或医学物理师设定的技术因子、胶片冲洗或影像显示器。

（c）与机构所用技术因子有关的程序协议。

（d）操作者技能，包括个人技术和操作者培训。

（e）手术复杂性和病例混杂性，这些入组的特殊类别患者，由于疾病、身体状况或其他原因而导致核查更加困难。

（311）下面将更详细地讨论前面的每个因素。要记住，DRL 过程不能用于判断单个患者的辐射剂量是否合适，这一点非常重要。患者个体的辐射剂量变动往往要比机构的患者辐射剂量中位数大得多。

7.3. 调查方法

（312）如果机构的 DRL 量的中位数超过 DRL 值，首先要考虑的是，调查的方式是否合理，与原先确定 DRL 值的方法是否一致。应该询问的问题类型包括如下：

（a）是否使用了正确校准的测量设备或系统？

（b）是否使用了经过适当校准和正确背景校正的热释光剂量计？

（c）如果使用 P_{KA} 计，是否对床下管或点片成像进行了正确校准？此类仪表通常在检查床和床垫的位置就地校准。但是，在某些国家，情况可能并非如此，因此应该将正确的检查床衰减因子应用于 P_{KA} 读数。对于 CT 机，$CTDI_{vol}$ 或 mAs 值代表的实际值还是平均 mAs 值（管电流调制时）？

（d）显示的 CT 技术因子（如 kVp、层厚、$CTDI_{vol}$）是否正确校准？

（e）所有的计算是否使用适当的修正和校准因子并根据输出的测量结果进行的？

（f）是否存在无意中纳入的不符合入组标准的患者数据（如体型非常大或非常小的患者）？

7.4. 设备性能

（313）无论哪里安装了新的或更复杂的设备，操作者都必须了解并接受相关辐射剂量降低技术的使用培训，以便他们能够有效地利用设备。一旦操作者建立了新的日常操作规程，建议对 DRL 量开始调查。

（314）成像设备或设置方式可能是超出国家或区域 DRL 的原因。下面给出与设备类型有关的可能原因。

7.4.1. X 射线摄影和透视

（315）X 射线摄影（普通）

（a）使用过低的管电压（Martin et al., 1993）。

（b）使用不合适的滤线栅。

（c）在错误的栅焦距下使用聚焦滤线栅。

（d）焦点到影像接收器距离过小。

（e）使用非 X 射线摄影专用的检查床或检查床设计陈旧具有较高的射线衰减。

（316）胶片 X 射线摄影

（a）低速（感度等级≤200）屏 - 片系统。

（b）不同的屏 - 片组合。

（c）胶片与暗盒中的增感屏不匹配。

（d）胶片冲洗不当。

（317）CR 或平板 DR

（a）AEC 设置不当。

（b）同一机构内同时使用 CR/DR 和胶片技术。

（c）滤线栅使用的差异。

（d）数字影像处理不当。

（318）乳腺摄影

（a）低速屏片组合。

（b）不理想的胶片冲洗。

（c）乳房加压不足。

（d）不需要使用滤线栅时使用了滤线栅。

（e）数字乳腺摄影时 AEC 设置不正确。

（f）使用手动曝光设置代替 AEC。

（g）探测器故障。

（319）牙科 X 射线摄影

（a）数字摄影使用不正确的曝光设置（与以前的影像接收器类型相关联）。

（b）使用低速胶片（D 感度而不是 E 或 F 感度）。

（c）显影液更换不及时。

（d）显影温度不恰当。

（320）透视和 FGI 程序

（a）旧的或过时的透视设备。

（b）来自不同制造商的影像探测器。

（c）设备使用者或维修工程师设定了错误的剂量计划选项，导致影像接收器剂量太高，还有 kVp 过低、透视脉冲率过高或影像采集率过高等曝光参数（Martin and Hunter，1994）。

（d）没有正确设置或未使用铜或能谱滤过片。

（e）不恰当地使用了具有较高剂量率的放大野尺寸。

（f）准直不当。

（g）半透过（三角形或楔形）滤过片使用不当。

（h）使用不必要的过大机架角度投照。

7.4.2. 计算机 X 射线体层成像

（321）CT 扫描仪很复杂，需要考虑许多因素的相互作用。优化则需要放射医师、医学物理师和技师间的密切合作，他们在成像过程中拥有不同的专业知识。下面给出了一些关于设备因素的例子，不同 CT 扫描仪的控制方式可能会有所区别。这些因素需要在临床协议中详细说明。这些设置会在 7.5.2 中进一步讨论。固态探测器的 CT 扫描仪优于气体探测器的 CT 扫描仪（Fuchs et al.，2000）。

（322）薄层影像往往噪声较大，因为使用的光子数较少。CT 扫描仪控制方式的设定取决于制造商和型号。在某些扫描仪上，选择薄层可能得到较大噪声的影像，而其他扫描仪则在薄层成像时通过增加管电流（并因此增加辐射剂量）的方式来保持相同的影像质量。这种现象还可能取决于影像层厚选择的阶段。因此，选择比所需更薄层厚的话会增加患者的剂量。

（323）不同的 CT 扫描仪制造商调整扫描参数的方式也不同，因此，工作人员需要正确了解所用 CT 扫描仪的性能以及实践中的功能，比如螺旋扫描时螺距的选择问题。某些制造商（GE 和东芝的许多型号）保持相同的管电流（旋转一周的 mAs），所以增加螺距将减少辐射剂量，减小螺距将增加辐射剂量。其他制造商（西门子和飞利浦的许多型号）当改变螺距时会调整管电流的大小，使剂量水平保持不变。

（324）在大多数 CT 扫描中，多年来一直使用 120kV 的管电压。然而，低管电压可以得到更好的影像质量并产生更低的患者剂量。尤其对年幼儿科患者的小躯干或头部以及任何患者的四肢（儿童或成人）更是如此。考虑改变管电压时，医学物理师应当参与设置。

（325）所有的 CT 扫描仪制造商现在都有自动管电流调制技术，可以降低管电流以减少低衰减区域的辐射量。在扫描时，管电流可以沿着身体的 z 轴（长轴）以及 X 射线管围绕身体旋转时的椭圆横截面进行调整。不过，不同的制造商采取不同的实现方式。有些 CT 机（GE 和东芝许多型号）采用基于影像噪声水平的影像质量作为度量，这些系统的管电流随患者的体型成比例地增加。其他 CT 机（西门子和飞利浦）采用与参考影像或参考 mAs 相对比的方式，从而使体型较大的患者允许较大程度的噪声。较大体型患者的影像中，充填的脂肪组织能较好地分隔器官和其他结构，因此可以耐受更高的噪声水平而不影响诊断（Sookpeng et al., 2014; Martin and Sookpeng, 2016）。

（326）大多数扫描仪使用定位像的 X 射线衰减特性来制订管电流调制计划。因此，将防护装置放在扫描范围外或在定位像扫描完成后再使用它们是至关重要的。

（327）其他参数的选择，例如滤过片的选用，会影响东芝 CT 扫描仪管电流调制的功能。重建核应该与临床任务要求的分辨力和影像噪声相匹配。平滑滤波器减少噪声，而锐化滤波器突出边界，提高分辨力但增加噪声。合适滤波器的选择取决于成像任务。在一些 CT 扫描仪中，选择锐化的滤波器会增加噪声，导致管电流调制增加管电流，以保持相同的噪声水平，从而增加辐射剂量，而对于其他扫描仪则保持辐射剂量相对不变，但是影像的外观会发生改变（Sookpeng et al., 2015）。

（328）新型的 CT 扫描仪拥有影像迭代重建技术。比传统的反投影重建方法需要更大的计算能力，但可以显著减少辐射剂量，因此需要相关的扫描协议来适配。条件允许的话应尽可能采用这些技术，并应考虑与重建技术有关的较低 DRL 值的设定。

（329）重要的是，用户必须在安装时从制造商的应用专业人员那里获得 CT 扫描仪操作的详细指导，医疗物理师在设置临床扫描协议时要进行测试以确认相关控制功能的性能。

（330）由于管电流调制在不同的 CT 扫描仪系统中具有不同的运行方式，患者剂量和患者体型或体重之间的关系各不相同。建议对 CT 的 DRL 量的调查包括不同体型患者的测量（参见 5.3.2 和 6.1）。这可以从患者不同体重分组的数据或 DLP 与体重拟合指数方程计算得来（Järvinen et al., 2015）。另外，患者的直径或横截面积可以从扫描仪显示器上测量，可将其记录并用于患者分组（Sookpeng et al., 2014）。如果数据记录在 RIS 或其他患者剂量管理系统中，这样就可以获取大量患者的结果数据，然后就能够记录第一和第三个四分位数以及中位数（Martin, 2016）。如果数据收集和患者体型评估是自动的，可有助于分析 $CTDI_{vol}$、DLP 或 SSDE 等 DRL 量与患者体型因子之间的关系（Samei and Christianson, 2014）。最合适的方法取决于当地所安装的硬件和软件。在评价中，除了比较 DRL 值，各扫描仪间 DRL 量的数值的比较也是有用的。

7.4.3. 核医学

（331）由于核医学的 DRL 是基于给药活度，所以优化的方法与本出版物讨论的其他影像设备不同。

（332）当机构持续超过推荐的 DRL 值时，它反映了临床医生和操作人员的选择。如果影像不好则表明成像设备不够理想，可能需要保养。如果设备性能不能提高，那么设备能否更换就会涉及资金问题、备选方案的可用性以及继续使用现行体系的风险。

（333）如果融合成像（即 PET-CT 和 SPECT-CT）中 CT 部分的 $CTDI_{vol}$ 或 DLP 值高于 DRL 值，则成像任务的目的（即是否主要是诊断性检测或衰减校正或定位）应加以考虑。

7.5. 程序协议

（334）新设备安装时应核查和修订临床协议，以确保所有可用的辐射剂量降低技术得到有效使用。当临床协议进行定期核查时，核查的结果应予考虑。

7.5.1. X 射线摄影和透视协议

（335）对于什么是好的 X 射线摄影技术（EC，1996a，b）存在普遍的共识，所以临床协议应该标准化。技术因素通常不应该是 X 射线摄影中超出地方或国家 DRL 值的原因。然而，对于任何关于为什么 DRL 量的数值可能过高的现象，均应对技术相关的数据进行核查，例如使用太低的管电压来检查脊柱。可以与推荐的技术和曝光因子进行比较（EC，1996a，b）。胸部 X 射线摄影需要对低衰减的肺和高衰减的纵隔同时成像。恰当的曝光因子一直是一个特别的研究领域（ICRU，1995）。

（336）透视检查的标准化程度较低。然而，透视检查程序（协议）决定了影像接收器的剂量率以及管电流和管电压增加的相对速率，对患者剂量和影像质量都有显著的影响。使用铜滤过板可减少皮肤剂量（即能谱过滤），特别是介入透视时，对患者的剂量也有显著的影响。

（337）技术的核查可以确定是否需要改善临床协议以进一步优化辐射防护，特别是对于儿科检查。对于大多数程序（成人或儿科），技术因素不能很好地解释为什么会超出当地的 DRL 值，同样也不是增加当地 DRL 或典型值的一个理由。如果一个给定的协议使得一个或多个 DRL 量（如 P_{KA}）的值较高，则应对该协议进行核查。

7.5.2. 计算机 X 射线体层成像协议

（338）当 CT 的 DRL 量的中位值太高或太低时，存在许多可能的原因，因此需要对临床协议和扫描仪设置进行仔细分析。对于制造商建议的儿科检查方案，这可能比成人检查更成问题。如 7.4.2 中所述，不同制造商的不同 CT 扫描仪型号中影响患者剂量和影像质量的方式不同,因此操作者和医学物理师必须掌握特定扫描仪的参数是如何影响成像过程的(ICRU, 2012; Cody et al., 2013)。由于 CT 扫描仪型号如此不同,除非 CT 扫描仪具有相同型号和相同版本的系统软件,否则不得在 CT 扫描仪之间复制临床协议。

(339)首先,要核对已确定 DRL 值的临床成像任务与所进行的扫描是否一致。其次,核对 DLP 和 $CTDI_{vol}$ 是否都过高。如果 DLP 高但 $CTDI_{vol}$ 在正常范围内,则扫描范围可能过长,或者扫描序列的数量太多。DRL 值过高的常见原因是,先进行没有造影剂的平扫序列,接着是采用造影剂的增强序列。应该考虑这些序列对临床任务是否都是必需的。

(340)如果 DLP 和 $CTDI_{vol}$ 都过高,则应核查以下扫描参数。

(a)层厚。

(b)线束准直和几何效率。

(c)管电压。

(d)束形滤过器。

(e)螺距是否与所选 mAs 相适配?

(f)是否理解螺距与 mAs 指示值的关系?

(g)所选的管电流调制影像噪声指示值是否与层厚相适配?

(341)如 7.4.2 中所述,对于个体患者,管电流调制的运行对患者剂量具有重要影响。当设置 CT 协议时,应考虑到所设置的参数如何与其他参数相互影响。使用噪声作为影像质量指示值的管电流调制系统,可能需要为较大体型患者设置较高的噪声水平。不要认为体型小的儿科患者可接受小或中等体型成人的 CT 影像噪声水平。通常,在儿科成像中需要更低的量子斑点水平,尤其是对于体型最小的患者,需要对患者影像质量指示值进行单独设置。

(342)CT 检查所需的技术因子以及 DRL 量的值取决于患者体型。体型较大患者的扫描可能不需要很低的噪声水平,因为内部器官的轮廓要比偏瘦患者好很多。每台 CT 设备应根据患者的体型为不同的人群建立特定的扫描方案。

(a)儿科患者:体重,横截面积或年龄。

（b）不同体重范围的成人患者：体重，等效直径或横截面积。

（c）肥胖患者：等效直径或横截面积。

（343）如果设备厂商的应用人员没有在扫描仪上推荐经过更改的成人协议以适用于儿科患者成像，那么 Image Gently 网站推荐的儿科患者的通用协议则有助于根据患者体型建立相应的参考 $CTDI_{vol}$，DLP 或 SSDE 值患者（Strauss，2014）。不同体型患者的参考剂量指数患者在特定机构一旦确定，该机构的放射医师、技师和医学物理师应与制造商的应用专家和其他相关人员合作，确保对儿科协议进行必要的修改，以提供所需的影像质量和患者辐射剂量。

（344）当 DRL 量的值的中位数太高或太低时，影像质量也应该考虑。这是一个复杂的多因素任务，下面列出了一些涉及的因素。

（a）影像显示（视野、窗位和窗宽）。

（b）空间分辨力（焦点尺寸和滤波器的重建核）。

（c）时间分辨力（旋转时间、重建模式）。

（d）造影剂的团注时机（扫描延迟、旋转时间和螺距）。

7.5.3. 核医学协议

（345）如果调查结果超过地方或国家的 DRL 值，但成像设备的性能符合 QA 测试的要求，则有必要与临床医生讨论使用药物活度高于 DRL 值的正当性。

7.6. 操作者技能

（346）针对每个患者使用合适的协议依赖于操作者的知识、技能和培训，尤其是在引入新技术的情况下。不同操作者的实际做法可能会有所不同，而经验较少的员工可能并不熟练。操作者技能还延伸到其对设备剂量降低特点的认知和管理。

（347）对于同一检查程序，不同技能水平的操作者可导致 DRL 量（如 P_{KA}、$K_{a,r}$、$CTDI_{vol}$、DLP）产生较大变化。对具有地方或国家的 DRL 值的多个 DRL 量（表 3-2）以及操作者之间的比较是有价值的。

对于透视检查,透视时间和点片数量(如 DSA)可以作为显著的比较参数,而对 $K_{a,r}$ 和 P_{KA} 相对值的核查将会提供额外的信息,以显示不同操作者的线束准直范围。同样,$CTDI_{vol}$ 和 DLP 的比较对于 CT 而言都是有用的。

(348)在一些医疗机构中放射技师常规执行钡灌肠检查,经过适当培训的护理从业人员可以开展某些特定的介入手术。在全科医学或放射学教育程度低于临床医师的群体接受培训前,应该对使用的临床协议进一步细化。

(349)随着操作者的经验越来越多,患者的辐射剂量可能会有一定程度的下降。因此,不同操作者之间的调查和比较的结果虽然有用,但必须放在相关环境中并适当使用,以建议工作人员和在适当的时候为改进技术做出贡献。随着检查复杂程度的提高,证据基础收缩了。不同操作者可能会采用不同的技术来进行类似的检查程序。

(350)如果发现个别操作者的中位数高于其他操作者,特别是超过 DRL 值时,有必要对这部分操作者进行特定设备的培训,尤其是关于剂量降低的特点。当引进新技术时,需要对操作者进行重新培训,但是如果操作者养成了不良的习惯,从而导致患者剂量没有得到优化时,也可能需要对其进行重新培训。

7.7. 程序的复杂性和病例组合

(351)对于一个机构中的一些检查来说,病例组合可能是一个考虑因素,这意味着将特定患者群体的 DRL 值与一般人群调查所确定的 DRL 值进行比较可能并不合适。一些例子如下。

(a)病情更为复杂的患者或需送到特定部门或医院进行介入检查或治疗的特殊患者群体,往往导致在该部门的检查时间延长,且患者辐射剂量增加。

(b)丰富的专业知识可能会使个别医生开展更加困难的病例,结果是他们所开展程序的 DRL 量的值偏高。

(c)专科诊所的胸部 X 射线检查可能需要较高的影像质量才能进

行特异性诊断。

（d）专科诊所中用于特定指征的其他 X 射线片，可能需要不同于常规的附加摄影体位。

（352）如上述例子，某些特定病例组合的 DRL 量的中位数超过了国家 DRL 值。这种情况下，可以根据当地的调查情况，并考虑患者与实践的差异性，为这种情况设定一个大于国家 / 区域值的独立的当地 DRL 或典型值。

7.8. 调查的结果

（353）将当地数据与国家 DRL 值进行比较应该成为优化过程开始的第一步，并通知负责人如何进行优化工作。一旦调查发现任何导致 DRL 值偏高的原因，就需要采取补救措施（图 7-1）。这应该在组织的风险管理策略范围内。

（354）设备性能缺陷相关的一些发现可能会强化预期的结果并为设备的更换提供进一步的支持。但是，如果这些发现超出了预期，就需要对 QA 和维护计划进行严格核查。例如：

（a）CR 或 DR 的 DRL 量的值偏高可能首先需要进行 AEC 的调整。有资质的医学物理师应与维护工程师一起合作，为 AEC 的性能提供建议和核对。

（b）对于 X 射线摄影，如果所得结论提示是由技术引起的，则必须核查标准操作程序和检查协议。

（c）对于透视检查，采取的措施将取决于检查的复杂性和后续调查的结果。应批判性地核查所用技术并质疑不同环节的适当性。

（d）对于 CT，很可能需要对临床协议和扫描仪控制的设置方式进行核查。这可能需要放射医生、医学物理师和放射技师的意见。

（e）如果超出国家 DRL 值是由于病例组合的原因，那么设置一个当地较高 DRL 或典型值的理由就是充分的。

（355）可以在不影响影像质量的情况下节省许多剂量。然而，患者的剂量不能减少太多，以致影像无法诊断。减少剂量本身并不是目的，影像满足诊断才是最重要的。影像质量决不能降低到不能满足医疗成像任务的程度。任何改进如果怀疑或有可能对影像的诊断能力产生影响的话，那么在第一次临床使用这些改进之前，必须进行适当的测试并加以分析，以确认情况并非如此。

（356）一旦进行了辐射防护的优化，应重复进行核查，以确定 DRL 量是否已降至适当水平。

7.9. 全国患者剂量调查结果的整理

（357）在当地进行的剂量调查结果，有可能为更新国家患者剂量记录提供有价值的结果，从而可以得出未来的 DRL 值。应该建立国家剂量登记系统和机制，使放射科的剂量调查结果可以发送，以便于不断更新患者的剂量水平。这将有助于 DRL 的修订，确保优化过程在国内延续并不断发展。

8. 要 点 汇 总

8.1. 概要

（358）对于给定的临床任务，当评估代表性患者样本（不是单个患者）时，一般情况下，DRL 过程可用来评价当地医疗机构的医疗成像程序所用电离辐射量，是否存在过高或过低。DRL 过程可以识别辐射剂量水平过高的设备和程序，从而进行防护的最优化。

（359）当约定体重范围的代表性患者样本的适宜 DRL 量的中位数大于当地、国家或区域 DRL 值时，则认为 DRL 值是被持续超出的。在这里，"持续"的意思是"在大多数情况下"，而不是"一段时间"。

（360）DRL 可由授权机构设立。DRL 的数值是建议性的，但是，获授权的机构可能会要求医疗机构履行 DRL 的理念。

（361）应在每个国家或区域内确定相关组织，以负责 DRL 量的数据整理任务和设定国家 DRL。

（362）DRL 值不得用于个体患者，或作为个体患者或单次检查的触发（警告或警报）水平。

（363）仅仅把当地实践与 DRL 值进行比较，对于防护最优化来说是不够的。需要采取行动来确定和解决任何不足之处。获得满足临床目的足够的影像质量，是任何诊断成像检查的首要任务。影像质量，或者更普遍地说，检查所提供的诊断信息（包括后处理的影响），必须作为 DRL 过程的一部分进行评估，并实施达到最优化的方法。

（364）对患者进行医学影像检查的所有人都应熟悉 DRL 过程，把它作为防护最优化的工具。

（365）从事医用电离辐射成像的卫生专业人员的教育和培训课

程，应包括 DRL 的概念和正确使用。

8.2. DRL 量

（366）DRL 所用的量应该用来评估开展医学成像任务时施加的电离辐射量，并且易于测量或确定。DRL 量用于评估医学成像过程中的电离辐射量，但它并不是患者或器官的吸收剂量。唯一的例外是乳腺 X 射线摄影，它使用 D_G 来表达。

（367）DRL 量应适用于所评价的成像模式，适用于所开展的具体研究和患者的特定体型。

（368）委员会强调，辐射防护量"有效剂量"（在 ICRP 放射防护系统中用于其他目的）不应作为 DRL 量。它引入了与 DRL 的目的既没必要也不相关的额外因素。

（369）对于 X 射线摄影，推荐两个 DRL 量，$K_{a,e}$（或 $K_{a,i}$）和 P_{KA}，以便简化对准直是否正确使用的评估，特别是在儿科中。

（370）为先进数字 X 射线摄影技术（如体层融合、双能量减影、对比增强减影、锥形束 CT）建立 DRL 值时，需要对该技术"多幅影像"的特点加以考虑，并从常规技术中将这些检查区分开。

（371）对于乳腺摄影，推荐的 DRL 量是 $K_{a,i}$、$K_{a,e}$ 和 D_G 中的一个或多个，量的选择取决于当地的实践及监管要求。

（372）对于乳腺摄影，一个简单的方法是为（5.0±0.5）cm 厚的乳房设定 DRL 值。为不同乳房厚度建立 DRL 值是一个更复杂但是能改进乳腺 DRL 过程的更好方法。

（373）对于介入放射学，推荐以下所有的 DRL 量（如果可以的话）：P_{KA}、$K_{a,r}$ 的累积空气比释动能、透视时间以及 X 射线摄影影像的数量（如心脏内科的电影图像和血管程序中的数字减影血管造影影像）。

（374）推荐的 CT 的 DRL 量是 $CTDI_{vol}$ 和 DLP。检查中扫描序列的数量也可能有帮助。$CTDI_{vol}$ 和 DLP 这两个指标都是基于标准化模体的，与它们相比，SSDE 能提供更为准确的儿科患者剂量估算，可作为最优化的额外帮助。

（375）推荐的 $CTDI_{vol}$ 值是每个序列的 $CTDI_{vol}$。推荐的 DLP 值是整个检查的累计 DLP。单个扫描序列的 DLP 值也可能是有用的，可在累计 DLP 以外使用。

（376）对于核医学而言，理想的 DRL 量是特定临床任务中所采用的单位体重的特定放射性核素的给药活度，以及所使用的放射性药物。委员会建议，基于体重的给药活度应该用于儿童、青少年和低体重患者，其他人群也应该考虑。也要考虑为非常肥胖的患者设定固定的最大给药活度。还应注意，在许多国家成年患者在临床实践中均使用标准活度。

（377）对于放射性药物主要集中在某一器官（如甲状腺扫描，肺灌注扫描）的检查，基于体重的给药活度可能就不适用了。

（378）因为核医学和 CT 程序的 DRL 值应用于非常不同的成像模态，在融合成像程序（SPECT-CT，PET-CT）中使用不同的 DRL 量，所以，为不同成像模态单独设定 DRL 值是适当的。

8.3. 全国调查分布的中位值的使用

（379）符合 DRL 值并不能表明所开展程序的辐射剂量是在最优化水平。委员会认识到，使用用于设定国家 DRL 值的数据分布的中位数（第 50 个百分位数）可得到进一步改善。

（380）全国分布数据的中位数可以作为辅助最优化的一个附加工具，也可能是使用标准技术的一个理想目标，并且代表着所用辐射更接近最佳应用的情况。

（381）当机构中 DRL 量的中位数低于全国分布的中位数时，图像质量（或使用多幅影像时的诊断信息）可能受到不利影响。如果进行了额外的优化工作，则在核查中影像质量应优先考虑。

8.4. DRL 调查和登记

（382）委员会建议，根据患者进行影像检查和程序的 DRL 量来设定地方和国家的 DRL 值。在大多数情况下使用模体是不够的。当使用模体时,操作者的水平、选择的成像协议和患者差异性的影响均未考虑在内。

（383）在 X 射线设备性能的研究中,模体的使用是很重要的。在防护最优化中,对于 CT 和透视设备有关辐射剂量的性能评价,模体的使用也非常重要。

（384）DRL 量的数据可以使用调查、登记或其他自动数据采集的方法来收集。

（385）所有剂量计、比释动能面积乘积测量仪等用于患者剂量测定的仪器都应定期进行校准,并应追溯到一级或二级标准实验室。

（386）X 射线系统产生和传输的 DRL 量的数据的准确性,应由医学物理师定期验证。

（387）一般而言,所纳入的检查/程序应代表该区域所进行的最频繁的检查,这样剂量评估才是可行的,还应优先考虑那些导致患者剂量最高的检查。

（388）DRL 不用于放射治疗,但应考虑用于放射治疗中的治疗计划、治疗模拟和患者设置验证的成像。

（389）设定 DRL 值的全国调查和登记通常应包括大型和中型医疗机构,其充足的工作量可以确保获得患者有代表性的患者数据。样本还应涵盖医疗服务提供者(healthcare provider)的范围。

（390）对于大的国家,如果没有国家登记系统或自动数据收集方法,国内所有医疗机构中的小比例随机调查,可以为设定国家 DRL 值提供一个良好的起点。起初,来自 20～30 家机构的结果可能就够了。医疗机构少于 50 个的小型国家,最初的调查有 30%～50% 就足够了。

（391）在一家机构中对于某一特定检查的调查过程中,对 DRL 量的数据采集,诊断透视和 CT 检查通常应至少 20 例患者最好是 30 例,乳腺 X 射线摄影是 50 例。对于儿科来说,这些样本量在儿童检查相对较少的机构可能需要减少一些。对于登记系统,所有可用和适当的数据都应该加以运用。

（392）如果收集的样本数据少于 50 例患者，则纳入诊断程序调查的成年患者的体重应该有一定的标准（如患者体重范围为 60～80kg，其平均体重为（70±5）kg）。

（393）HIS 和 RIS 可提供大量患者的数据，但可能不包括患者体重。与所有 DRL 调查一样，结果依赖于数据输入的准确性。

（394）RIS 和相关软件可以允许 DRL 量的数据以自动方式在当地或通过全国登记系统获取。当使用自动化过程时，特定程序的全部病例的数据都应被获取并用于优化。

8.5. 设定 DRL 值

（395）DRL 值应与所选医学成像任务的明确的临床和技术要求相关联。

（396）设定 DRL 值时，临床任务所需的适当影像质量或诊断信息应该是优先考虑的事项。对于不同的临床任务，DRL 值可能不同，尤其是 CT，对于组织内部结构差异的可视化或结节识别常常是重要的。不同的任务可能需要使用不同的曝光水平下的不同影像滤波器。

（397）在 DRL 值的产生过程中，所有收集的数据来自所有参与机构的相同程序，这一点非常重要。这确保了各机构之间比较的有效性和适用性。

（398）详细说明通常所包含的体位和与程序相关的临床任务，是很重要的。当不同的曝光因子或不同的体位（或体位的数量）用于不同的临床适应证时，这一点可能是需要的。

（399）当两种成像模态用于相同程序（如 PET-CT，SPECT-CT）时，必须独立设定和呈现两种模态的 DRL 值。

（400）DRL 值取决于特定时间点的实践状态和可用技术（包括后处理软件）。

（401）患者应该使用数据分布的中位值（不是均值）与 DRL 值进行比较，这些数据是从约定体重范围的代表性患者样本中收集而来的。均值会受到一些偏高或偏低数值的显著影响。

（402）国家 DRL 值应设定为代表性采样中心中位值的第 75 个百分位数。

（403）如果要建立区域（多国）DRL 值，则应将其设定为该区域各国 DRL 值（其中每个值均为第 75 个百分位数）的中位数。如果可用数据的样本很小，则可在有关国家之间的达成协议后采用其他方法。

（404）DRL 值的设定和更新过程应该既灵活又动态。对于只有少数数据可用的程序（如儿科患者的介入程序）或者数据来源只有一个或几个中心时，灵活性是必要的。同时一个动态的过程也是必要的，以允许在等待进行更广泛的调查之前，从这些数据中导出初始的 DRL 值。

（405）当一个程序在大多数医院没有常规开展时，则可以采用有相关检查工作量的单个大医院（如儿科专科医院）的数据来确定地方的 DRL 值。

（406）如果一组放射科已经在优化上投入了精力，那么由它们设定的地方 DRL 值就可以发挥作用。它们可以对当地实践在更加有规律的调查基础上确定当地的 DRL 值，该值通常会低于任何国家的 DRL 值。当机构或 X 射线室的数量较小时，DRL 量的数值的分布中位数被推荐为"典型值"。典型值也可以为一些较新的技术来设定，这些新技术能够在获得相似影像质量水平的同时减少辐射剂量。

（407）发布的 DRL 值应附有一份声明，其中包括患者数据所收集的地方、国家或区域患者、"标准"患者的体型、具体检查的细节（如适用）和调查日期。

8.6. 介入程序的 DRL

（408）委员会建议，在介入程序的 DRL 过程中保留术语"诊断参考水平"。

（409）对于介入程序，在设定 DRL 值时可能要考虑程序的复杂性，而 DRL 值的倍乘系数可能适用于某程序的更复杂病例。

（410）如果可能，所有介入程序的数据（不仅仅是从有限的样本）都应该整理出来，以得出地方和国家的 DRL 值。

8.7. 儿科 DRL

（411）对于儿科成像，单个"代表性患者"不应该用来定义 DRL，因为儿童的体重从早产儿到肥胖青少年可以有超过 100 倍的变化。

（412）由于从新生儿到成人体型青少年的患者体型和体重的差异很大，使得儿童检查所用辐射量会有很大的不同。患者辐射剂量的这种变化是适当的。由于使用不正确的技术或未能将成人的成像协议改成适用于儿科疾病和儿童患者体型，所导致的患者辐射剂量的变化是不适当的。

（413）建立躯干检查的儿科 DRL 值时，建议使用体重分组，应在儿科中提倡。如果年龄是唯一可用的量，则可以使用年龄段。

（414）对头部的相关检查，建议使用年龄分组来确定 DRL 值。

（415）对于 CT，DRL 量为 $CTDI_{vol}$ 和 DLP，用 32cm 直径模体对体部检查和 16cm 直径模体对头部检查进行校准。这些量的值应该从患者检查中获得。SSDE 可以作为最优化的附加信息来源。

（416）现代 CT 扫描仪可以确定有效直径或患者等效厚度。这可以用作设定儿科 DRL 的附加改进措施。

（417）对于核医学成像，应考虑根据与体重相关的约定因素对给药活度进行调整。儿科检查应该进行相应调整。

8.8. DRL 在临床实践中的应用

（418）国家和区域的 DRL 值应定期（3～5 年）修订，或当技术、新成像协议或影像后处理有实质性变化时更频繁地修订。

（419）对于特定 X 射线室、放射科或其他机构，一些医学成像程序的 DRL 量的中位值（约定体重范围内的代表性患者样本），应与当地、国家或区域的 DRL 值比较，以确定该地的数据是否远高于或低于预期值。

（420）如果任一程序的地方或国家 DRL 值被持续超出，应进行调查，不得无故拖延，并在适当情况下采取纠正措施。

（421）采取纠正措施时，需要记住，DRL 值不是剂量限值。

（422）纠正措施（防护最优化）应包括设备性能、所用参数设置和检查协议的核查。最可能涉及的方面是调查方法、设备性能、检查协议、操作者技能以及介入技术中的程序复杂性。

（423）在优化过程中，必须始终考虑医学成像任务所需的影像质量水平。影像质量必须始终能够满足临床检查目的所需的信息和被检者的实际体型。

（424）当一家机构中 DRL 量的中位值远低于 DRL 值时，影像质量（或使用多幅影像时的诊断信息）可能会受到不利影响。当核查检查协议时，应优先考虑影像质量。

（425）DRL 核查过程不应该在一次评估后就停止。任何优化之后都需要重新评估，整个核查过程应在适当的时间间隔重复进行。

（426）DRL 量的地方性调查通常应作为 QA 计划的一部分进行。除非这些数据是连续提交给登记系统的，在这种情况下，应该对登记数据进行核查。每台 X 射线机的有代表性检查项目应大约每隔 3 年调查一次，或者当技术或软件更新时也要进行调查。

（427）作为 QA 计划的一部分，针对 CT 和介入程序应每年进行 DRL 量的地方性调查。除非这些数据是连续提交给登记系统的，在这种情况下，至少应每年对登记数据进行一次核查。作为 SPECT-CT 和 PET-CT 的 QA 计划的一部分，登记数据的年度调查或核查也是恰当的。

（428）如果通过登记系统或电子数据库自动采集功能可以连续收集 DRL 量的数据，剂量管理过程可以采取对所有数据进行定期核查的形式来确定任何不利的趋势。

（429）牙科摄影管理和优化的方法不同于其他 X 射线应用的方

法。牙科 DRL 值是根据常规测试所测得的入射空气比释动能来设定的。根据测试结果，可以对协议（设备设置）更改和调整提出建议。调查人员应该与牙医一起合作来实现防护的优化。与新技术相关的防护的改进是可以实现的，但其他方面可能难以达到。

参 考 文 献

AAPM, 2011a. Size-specific Dose Estimates (SSDE) in Pediatric and Adult Body CT Examinations. AAPM Report No. 204. American Association of Physicists in Medicine, College Park, MD.

AAPM, 2011b. AAPM Recommendations Regarding Notification and Alert Values for CT Scanners: Guidelines for Use of the NEMA XR 25 CT Dose-Check Standard. AAPM Dose Check Guidelines Version 1. American Association of Physicists in Medicine, Alexandra, VA, USA.

AAPM, 2014. Use of Water Equivalent Diameter for Calculating Patient Size and Size-Specific Dose Estimates (SSDE) in CT. Report of AAPM Task Group 220. American Association of Physicists in Medicine, College Park, MD.

Abi-Jaoudeh, N., Fisher, T., Jacobus, J., et al., 2016. Prospective randomized trial for imageguided biopsy using cone-beam CT navigation compared with conventional CT. J. Vasc. Interv. Radiol. 27, 1342–1349.

ACR-SPR, 2014. ACR-SPR Practice Parameter for Performing FDG-PET/CT in Oncology. American College of Radiology, Reston, VA. Available at: http://www.acr.org/_/media/ ACR/Documents/PGTS/guidelines/FDG_PET_CT.pdf (last accessed 29 June 2017).

ACR, 2013. ACR-AAPM Practice Parameter for Diagnostic Reference Levels and Achievable Doses in Medical X-ray Imaging. American College of Radiology, Reston, VA. Available at: http://www.acr.org/_/media/ACR/Documents/PGTS/guidelines/Reference_Levels_ Diagnostic_Xray.pdf (last accessed 29 June 2017).

ACR-AAPM, 2015. ACR-AAPM Practice Parameter for Reference Levels and Achievable Administered Activity for Nuclear Medicine and Molecular Imaging. American College of Radiology, Reston, VA. Available at: http://www.acr.org/_/media/ACR/Documents/ PGTS/guidelines/Reference_Levels.pdf (last accessed 29 June 2017).

Alessio, A.M., Farrell, M.B., Fahey, F.H., 2015. Role of reference levels in nuclear medicine: a report of the SNMMI Dose Optimization Task Force. J. Nucl. Med. 56, 1960–1964.

Ardenfors, O., Svanholm, U., Jacobsson, H., et al., 2015. Reduced acquisition times in whole body bone scintigraphy using a noise-reducing Pixon-algorithm – a qualitative evaluation study. EJNMMI Res. 5, 48.

ARSAC, 2006. Notes for Guidance on the Clinical Administration of Radiopharmaceuticals and Use of Sealed Radioactive Sources. Administration of Radioactive Substances Advisory Committee, Health Protection Agency, Chilton.

ARSAC, 2014. Notes for Guidance on the Clinical Administration of Radiopharmaceuticals and Use of Sealed Radioactive Sources. Department of Health, Public Health England, and Administration of Radioactive Substances Advisory Committee, Chilton. Available at: https://www.gov.uk/government/publications/arsac-notes-for-guidance (last accessed 10 August 2017).

Asada, Y., Suzuki, S., Minami, K., Shirakawa, S., 2014. Results of a 2011 national questionnaire for investigation of mean glandular dose from mammography in Japan. J. Radiol. Prot. 34, 125–132.

Avramova-Cholakova, S., Dimcheva, M., Petrova, E., et al., 2015. Patient doses from hybrid SPECT-CT procedures. Radiat. Prot. Dosim. 165, 424–429.

Balter, S., Schueler, B.A., Miller, D.L., et al., 2004. Radiation doses in interventional radiology procedures: the RAD-IR Study. Part III: dosimetric performance of the interventional fluoroscopy units. J. Vasc. Interv. Radiol. 15, 919–926.

Balter, S., Miller, D.L., Vaño, E., et al., 2008. A pilot study exploring the possibility of establishing guidance levels in x-ray directed interventional procedures. Med. Phys. 35, 673–680.

Balter, S., Rosenstein, M., Miller, D.L., Schueler, B., Spelic, D., 2011. Patient radiation dose audits for fluoroscopically guided interventional proedures. Med. Phys. 38, 1611–1618.

Becker, M.D., Butler, P.F., Bhargavan-Chatfield, M., et al., 2016. Adult gamma camera myocardial perfusion imaging: diagnostic reference levels and achievable administered activities derived from ACR accreditation data. J. Am. Coll. Radiol. 13, 688–695.

Bernardi, G., Padovani, R., Morocutti, G., et al., 2000. Clinical and technical determinants of the complexity of percutaneous transluminal coronary angioplasty procedures: analysis in relation to radiation exposure parameters. Catheter. Cardiovasc. Interv. 51, 1–9 discussion 10.

Bhargavan-Chatfield, M., Morin, R.L., 2013. The ACR computed tomography dose index registry: The 5 million examination update. J. Am. Coll. Radiol. 10, 980–983.

Boellaard, R., Delgado-Bolton, R., Oyen, W.J.G., et al., 2015. FDG PET/CT: EANM procedure guidelines for tumour imaging: version 2.0. Eur. J. Nucl. Med. Mol. Imag. 42, 328–354.

Boone, J.M., 1999. Glandular breast dose for monoenergetic and high-energy x-ray beams: Monte Carlo Assessment. Radiology. 213, 23–37.

Botros, G.M., Smart, R.C., Towson, J.E., 2009. Diagnostic reference activities for nuclear medicine procedures in Australia and New Zealand derived from the 2008 survey. ANZ Nucl. Med. 40, 2–11.

Buls, N., Pagés, J., de Mey, J., Osteaux, M., 2003. Evaluation of patient and staff doses during various CT fluoroscopy guided interventions. Health Phys. 85, 165–173.

Chambers, C.E., Fetterly, K.A., Holzer, R., et al., 2011. Radiation safety program for the cardiac catheterization laboratory. Catheter. Cardiovasc. Interv. 77, 546–556.

Charnock, P., Moores, B.M., Wilde, R., 2013. Establishing local and regional DRLs by means of electronic radiographical x-ray examination records. Radiat. Prot. Dosim. 157, 62–72.

Cody, D.D., Fisher, T.S., Gress, D.A., et al., 2013. AAPM Medical Physics Practice Guideline 1.a: CT protocol management and review practice guideline. J. Appl. Clin. Med. Phys. 14, 3–12.

Conway, B.J., Suleiman, O.H., Rueter, F.G., McCrohan, J.L., 1992. Patient equivalent attenuation phantoms. Radiat. Prot. Dosim. 43, 123–125.

Cook, T.S., Zimmerman, S., Maidment, A.D.A., Kim, W., Boonn, W.W., 2010. Automated extraction of radiation dose information for CT examinations. J. Am. Coll. Radiol. 7, 871–877.

Cook, T.S., Zimmerman, S.L., Steingall, S.R., et al., 2011. Informatics in radiology: RADIANCE: an automated, enterprise-wide solution for archiving and reporting CT radiation dose estimates. Radiographics. 31, 1833–1846.

Corredoira, E., Vaño, E., Ubeda, C., Gutiérrez-Larraya, F., 2015. Patient doses in paediatric interventional cardiology: impact of 3D rotational angiography. J. Radiol. Prot. 35, 179–195 Erratum in: J. Radiol. Prot. 35, 491.

CRCPD/CDRH, 1992. Average Patient Exposure Guides – 1992. CRCPD Pub. 92–4. Conference of Radiation Control Program Directors, Frankfort, KY, USA.

CRCPD, 2003. Use of radionuclides in the healing arts. In: Suggested State Regulations for Control of Radiation, Volume I (Ionising Radiation), Part G, CRCPD dynamic document. Conference of Radiation Control Program Directors, Frankfort, KY, USA. Available at: http://www.crcpd.org/SSRCRs/gpart.pdf (last accessed 29 June 2017).

Daly, B., Templeton, P.A., 1999. Real-time CT fluoroscopy: evolution of an interventional tool. Radiology. 211, 309–315.

Dance, D.R., 1990. Monte Carlo calculation of conversion factors for the estimation of mean glandular breast dose. Phys. Med. Biol. 351211–351219.

Dance, D.R., Skinner, C.L., Young, K.C., Beckett, J.R., Kotre, C.J., 2000. Additional factors for the estimation of mean glandular breast dose using the UK mammography dosimetry protocol. Phys. Med. Biol. 45, 3225–3240.

Dance, D.R., Young, K.C., van Engen, R.E., 2009. Further factors for the estimation of mean glandular dose using the United Kingdom, European and IAEA dosimetry protocols. Phys. Med. Biol. 54, 4361–4372.

Dance, D.R., Young, K.C., van Engen, R.E., 2011. Estimation of mean glandular dose for breast tomosynthesis: factors for use with the UK, European and IAEA dosimetry protocols. Phys. Med. Biol. 56, 453–471.

Dance, D.R., Young, K.C., 2014. Estimation of mean glandular dose for contrast enhanced digital mammography: factors for use with the UK, European and IAEA breast dosimetry protocols. Phys. Med. Biol. 59, 2127–2137.

De Crop, A., Smeets, P., Hoof, T.V., et al., 2015. Correlation of clinical and physical-technical image quality in chest CT: a human cadaver study applied on iterative reconstruction. BMC Med. Imag. 15, 32.

D'Ercole, L., Thyrion, F.Z., Bocchiola, M., et al., 2012. Proposed local diagnostic reference levels in angiography and interventional neuroradiology and a preliminary analysis according to the complexity of the procedures. Physica. Medica. 28, 61–70.

DICOM, 2014. Supplement 159. Radiopharmaceutical Radiation Dose Reporting. DICOM Standards Committee, Rosslyn, VA, USA. Available at: ftp://medical.nema.org/medical/dicom/final/sup159_ft.pdf (last accessed 10 August 2017).

DIMOND, 2006. European Programme. Digital Imaging: Measures for Optimization of Radiological Information Content and Dose, Luxembourg. Available at: http://cordis.europa.eu/project/rcn/52375_en.html (last accessed 15 August 2017).

Doyle, P., Martin, C.J., 2006. Calibrating automatic exposure control devices for digital radiography. Phys. Med. Biol. 51, 5475–5485.

EANM, 2015. Guidelines. European Association of Nuclear Medicine, Vienna. Available at: http://www.eanm.org/publications/guidelines/index.php?navId¼37&PHPSESSID¼okn9uumdi20mmfjuop6edr7j87 (last accessed 29 June 2017).

EC, 1996a. European Guidelines on Quality Criteria for Diagnostic Radiographic Images. Report EUR 16260. Office for Official Publications of the European Communities, Luxembourg.

EC, 1996b. European Guidelines on Quality Criteria for Diagnostic Radiographic Images in Paediatrics. EUR 16261. Office for Official Publications of the European Communities, Luxembourg.

EC, 1997. Council Directive 97/43/Euratom of 30 June 1997 on health protection of individuals against the dangers of ionising radiation in relation to medical exposure. Off. J. Eur. Commun. L180, 22–27.

EC, 1999a. European Guidelines on Quality Criteria for Computed Tomography. Report EUR 16262 EN. Official Publications of the European Communities, Luxembourg.

EC, 1999b. Guidance on Diagnostic Reference Levels for Medical Exposures. Radiation Protection 109. European Commission, Brussels. Available at: https://ec.europa.eu/energy/sites/ener/files/documents/109_en.pdf (last accessed 14 March 2015).

EC, 2008. European Guidance on Estimating Population Doses from Medical X-ray Procedures. Radiation Protection No. 154 . European Commission, Directorate-General for Energy and Transport, Luxembourg. Available at: https://ec.europa.eu/energy/sites/ener/files/documents/154.zip (last accessed 10 August 2017).

EC, 2012. Radiation Protection No. 172. Cone Beam CT for Dental and Maxillofacial Radiology – Evidence Based Guidelines. European Commission, Luxembourg. Available at: http://www.sedentexct.eu/content/guidelines-cbct-dental-and-maxillofacial-radiology (last accessed 29 June 2017).

EC, 2013. Council Directive 2013/59/Euratom of 5 December 2013 laying down basic safety standards for protection against the dangers arising from exposure to ionising radiation, and repealing Directives 89/618/Euratom, 90/641/Euratom, 96/29/Euratom, 97/43/.

Euratom and 2003/122/Euratom. Off. J. Eur. Union L13, 1–73. Available at: http://eurlex.europa.eu/LexUriServ/LexUriServ.do?uri¼OJ:L:2014:013:0001:0073:EN:PDF(last accessed 30 June 2017).

EC, 2014. (Part 1) Medical Radiation Exposure of the European Population. (Part 2) Diagnostic Reference Levels in Thirty-six European Countries. Radiation Protection No. 180. European Commission, Luxembourg. Available at: https://ec.europa.eu/energy/en/radiation-protection-publications (last accessed 29 June 2017).

EC, 2016. European Guidelines on Diagnostic Reference Levels for Paediatric Imaging. Radiation Protection 185. European Union, Luxembourg.

EC, 2017. European Guidelines on DRLs for paediatric imaging (in press). European Commission, Luxembourg.

Escalon, J.G., Chatfield, M.B., Sengupta, D., Loftus, M.L., 2015. Dose length products for the 10 most commonly ordered CT examinations in adults: analysis of three years of the ACR Dose Index Registry. J. Am. Coll. Radiol. 12, 815–823.

EMA, 2013. Guideline on Core SmPC and Package Leaflet for Technetium (99mTc) Sestamibi. European Medicines Agency, London. Available at: http://www.ema.europa.eu/docs/en_GB/document_library/Scientific_guideline/2013/12/WC500158406.pdf (last accessed 29 June 2017).

Etard, C., Celier, D., Roch, P., Aubert, B., 2012. National survey of patient doses from wholebody FDG PET-CT examinations in France in 2011. Radiat. Prot. Dosim. 152, 334–338.

EU, 2006. European Guidelines for Quality Assurance in Breast Cancer Screening and Diagnosis, fourth ed. Office for Official Publications of the European Communities, Luxembourg. Available at: http://www.euref.org/downloads?download¼24:europeanguidelines-for-quality-assurance-in-breast-cancer-screening-and-diagnosis-pdf (last accessed 29 June 2017).

EU, 2013. European Directive 2013/59/EURATOM. Off. J. Eur. Union L13, 1–73. Available at: https://ec.europa.eu/energy/sites/ener/files/documents/CELEX-32013L0059-ENTXT.pdf (last accessed 28 June 2017).

Fahey, F.H., Bom, H.H., Chiti, A., et al., 2015. Standardization of administered activities in pediatric nuclear medicine: a report of the first Nuclear Medicine Global Initiative Project, Part 1. Statement of the issue and a review of available resources. J. Nucl. Med. 56, 646–651.

Fahey, F.H., Bom, H.H., Chiti, A., et al., 2016. Standardization of administered activities in pediatric nuclear medicine: a report of the first Nuclear Medicine Global Initiative Project, Part 2. Current standards and the path toward global standardization. J. Nucl. Med. 57, 1148–1157.

Farris, K., Spelic, D., 2015. Nationwide evaluation of x-ray trends: highlights of the 2014–15 NEXT Dental Survey. In: Proceedings of 47th National Conference on Radiation Control, August 2015. CRCPD Publication E-15-4, Frankfort, KY, USA.

FDA, 1984. Nationwide Evaluation of X-ray Trends (NEXT) Eight Years of Data (1974–1981). US Department of Health and Human Services, Public Health Service, Food and Drug Administration, Silver Spring, MD.

Fletcher, D.W., Miller, D.L., Balter, S., Taylor, M.A., 2002. Comparison of four techniques to estimate radiation dose to skin during angiographic and interventional radiology procedures. J. Vasc. Interv. Radiol. 13, 391–397.

Foley, S.J., McEntee, M.F., Rainford, L.A., 2012. Establishment of CT diagnostic reference levels in Ireland. Br. J. Radiol. 85, 1390–1397.

Fuchs, T., Kachelriess, M., Kalendar, W.A., 2000. Direct comparison of a xenon and a solidstate CT detector system: measurements under working conditions. IEEE Trans. Med. Imag. 19, 941–948.

Gabusi, M., Riccardi, L., Aliberti, C., Vito, S., Paiusco, M., 2016. Radiation dose in chest CT: assessment of size-specific dose estimates based on water equivalent correction. Phys. Med. Eur. J. Med. Phys. 32, 393–397.

Gianfelice, D., Lepanto, L., Perreault, P., Chartrand-Lefebvre, C., Milette, P.C., 2000a. Effect of the learning process on procedure times and radiation exposure for CT fluoroscopy-guided percutaneous biopsy procedures. J. Vasc. Interv. Radiol. 11, 1217–1221.

Gianfelice, D., Lepanto, L., Perreault, P., Chartrand-Lefebvre, C., Milette, P.C., 2000b. Value of CT fluoroscopy for percutaneous biopsy procedures. J. Vasc. Interv. Radiol. 11, 879–884.

Goenka, A.H., Dong, F., Wildman, B., et al., 2015. CT radiation dose optimization and tracking program at a large quaternary-care health care system. J. Am. Coll. Radiol. 12, 703–710.

Grant, F.D., Gelfand, M.J., Drubach, L.A., Treves, S.T., Fahey, F.H., 2015. Radiation doses for pediatric nuclear medicine studies: comparing the North American consensus guidelines and the pediatric dosage card of the European Association of Nuclear Medicine. Pediatr. Radiol. 45, 706–713.

Guimaraes, L.S., Fletcher, J.G., Harmsen, W.S., et al., 2010. Appropriate patient selection at abdominal dual-energy CT using 80 kV: relationship between patient size, image noise, and image quality. Radiology. 257, 732–742.

Gulson, A.D., Knapp, T.A., Ramsden, P.G., 2007. Doses to Patient Arising from Dental Xray Examinations in the UK 2002–2004. A Review of X-ray Protection Service Data. HPARPD-022. Health Protection Agency, Chilton.

Gunalp, B., 2015. Role of cardiac ultrafast cameras with CZT solid-state detectors and software developments on radiation absorbed dose reduction to the patients. Radiat. Prot. Dosim. 165, 461–463.

Gulson, A.D., Knapp, T.A., Ramsden, P.G., 2007. Doses to Patients Arising from Dental Xray Examinations in the UK 2002–2004. A Review of X-ray Protection Service Data. HPARPD-022. Health Protection Agency, Chilton.

Hart, D., Hillier, M.C., Wall, B.F., Shrimpton, P.C., Bungay, D., 1996a. Doses to Patients from Medical X-ray Examinations in the UK – 1995 Review. NRPB-R289. National Radiological Protection Board, Chilton.

Hart, D., Jones, D.G., Wall, B.F., 1996b. Coefficients for Estimating Effective Doses from Paediatric X-ray Examinations. NRPB-R279. National Radiological Protection Board, Chilton.

Hart, D., Hillier, M.C., Wall, B.F., 2007. Doses to Patients from Common Radiographic, and Fluoroscopic X-ray Imaging Procedures in the UK – 2005 Review. Report HPA-RPD-029. Health Protection Agency, Chilton.

Hart, D., Hillier, M.C., Wall, B.F., 2009. National reference doses for common radiographic, fluoroscopic and dental X-ray examinations in the UK. Br. J. Radiol. 82, 1–12.

Hart, D., Hillier, M.C., Shrimpton, P.C., 2012. Doses to Patients from Radiographic and Fluoroscopic X-ray Imaging Procedures in the UK – 2010 Review Report. HPA-CRCE-034. Health Protection Agency, Chilton. Available at: https://www.gov.uk/government/publications/diagnostic-radiology-national-diagnostic-reference-levels-ndrls (last accessed 28 June 2017).

Hesse, B., Tagil, K., Cuocolo, A., et al., 2005. EANM/ESC procedural guidelines for myocardial perfusion imaging in nuclear cardiology. Eur. J. Nucl. Med. Mol. Imag. 32, 855–897.

Hirshfeld, J.W., Jr., Balter, S., Brinker, J.A., et al., 2004. ACCF/AHA/HRS/SCAI clinical competence statement on physician knowledge to optimize patient safety and image quality in fluoroscopically guided invasive cardiovascular procedures: a report of the American College of Cardiology Foundation/American Heart Association/American College of Physicians Task Force on Clinical Competence and Training. J. Am. Coll. Cardiol. 44, 2259–2282.

Hoang, J.K., Yoshizumi, T.T., Toncheva, G., et al., 2011. Radiation dose exposure for lumbar spine epidural steroid injections: a comparison of conventional fluoroscopy data and CT fluoroscopy techniques. AJR. Am. J. Roentgenol. 197, 778–782.

Holroyd, J.R., 2012a. The Measurement of X-ray Beam Size from Dental Panoramic Radiography Equipment. HPA-CRCE-032. Health Protection Agency, Chilton.

Holroyd, J.R., 2012b. Trends in Dental Radiography Equipment and Patient Dose in the UK and Ireland. HPA-CRCE-043. Health Protection Agency, Chilton.

HPA, 2008. Frequency and Collective Dose for Medical and Dental X-ray Examinations in the UK. Report HPA-CRCE-012. Health Protection Agency, Chilton.

HPA, 2010. Recommendations for the Design of X-ray Facilities and the Quality Assurance of Dental Cone Beam CT (Computed Tomography) Systems. Report HPA-RPD-065. Health Protection Agency, Chilton.

IAEA, 1996. International Basic Safety Standards for Protection Against Ionizing Radiation and the Safety of Radiation Sources. Safety Series No. 115. International Atomic Energy Agency, Vienna.

IAEA, 2009. Establishing Guidance Levels in X-ray Guided Medical Interventional Procedures: a Pilot Study. Safety Reports Series No. 59. International Atomic Energy Agency, Vienna.

ICRP, 1987a. Protection of the patient in nuclear medicine. ICRP Publication 52. Ann. ICRP 17(4).

ICRP, 1987b. Radiation dose to patients from radiopharmaceuticals. ICRP Publication 53. Ann. ICRP 18(1–4).

ICRP, 1991. 1990 Recommendations of the International Commission on Radiological Protection. Publication 60. Ann. ICRP 21(1–3).

ICRP, 1996. Radiological protection and safety in medicine. ICRP Publication 73. Ann. ICRP 26(2).

ICRP, 1998. Radiation dose to patients from radiopharmaceuticals. Addendum 2 to ICRP Publication 53. ICRP Publication 80. Ann. ICRP 28(3).

ICRP, 2000. Avoidance of radiation injuries from interventional procedures. ICRP Publication 85. Ann. ICRP 30(2).

ICRP, 2001a. Diagnostic reference levels in medical imaging: review and additional advice. ICRP Supporting Guidance 2. Ann. ICRP 31(4).

ICRP, 2001b. Radiation and your patient: a guide for medical practitioners. Supporting Guidance 2. Ann. ICRP 31(4).

ICRP, 2004. Managing patient dose in digital radiology. ICRP Publication 93. Ann. ICRP 34(1).

ICRP, 2007a. The 2007 Recommendations of the International Commission on Radiological Protection. ICRP Publication 103. Ann. ICRP 37(2–4).

ICRP, 2007b. Managing patient dose in multi-detector computed tomography (MDCT). ICRP Publication 102. Ann ICRP 37(1).

ICRP, 2007c. Radiation protection in medicine. ICRP Publication 105. Ann ICRP 37(6).

ICRP, 2008. Radiation dose to patients from radiopharmaceuticals. Addendum 3 to ICRP Publication 53. ICRP Publication 106. Ann. ICRP 38(1/2).

ICRP, 2009. Education and training in radiological protection for diagnostic and interventional procedures. Publication 113. Ann. ICRP 39(5).

ICRP, 2013a. Radiological protection in cardiology. ICRP Publication 120. Ann ICRP 42(1).

ICRP, 2013b. Radiological protection in paediatric diagnostic and interventional radiology. ICRP Publication 121. Ann. ICRP 42(2).

ICRP, 2015. Radiation dose to patients from radiopharmaceuticals. A compendium of current information related to frequently used substances. ICRP Publication 128. Ann. ICRP 44(2S).

ICRU, 1995. Medical imaging – the assessment of image quality. Report 54. International Commission on Radiation Units and Measurements, Bethesda, MD.

ICRU, 2005. Patient dosimetry for x-rays used in medical imaging. Report 74. J. ICRU 5, 1–113.

ICRU, 2012. Radiation dose and image quality and image-quality assessment in computed tomography. Report 87. J. ICRU 12, 1–149.

IEC, 2000. Medical Electrical Equipment – Part 2-43. Particular Requirements for the Safety of X-ray Equipment for Interventional Procedures. Report 60601. International. Electrotechnical Commission, Geneva.

IEC, 2010. Medical Electrical Equipment – Part 2-43. Particular requirements for the safety of X-ray equipment for interventional procedures, 2nd ed. Report 60601. International Electrotechnical Commission, Geneva.

IEC, 2012. Medical Electrical Equipment – Part 2-44: Particular Requirements for the Basic Safety and Essential Performance of X-ray Equipment for Computed Tomography. IEC 60601-2-44, ed 3.1. IEC, Geneva.

ICRU, 1995. Medical Imaging – the Assessment of Image Quality. Report 54. International Commission on Radiation Units and Measurements, Bethesda, MD.

ICRU, 2005. Patient dosimetry for x rays used in medical imaging. ICRU Report 74. J. ICRU 5, 1–113.

ICRU, 2012. Radiation dose and image-quality assessment in computed tomography. ICRU Report 87. J. ICRU 1, 1–164.

IEC, 2010. Medical Electrical Equipment – Part 2-43. Particular Requirements for the Safety of X-ray Equipment for Interventional Procedures, second ed. Report 60601. International Electrotechnical Commission, Geneva.

Ikuta, I., Sodickson, A., Wasser, E.J., et al., 2012. Exposing exposure: enhancing patient safety through automated data mining of nuclear medicine reports for quality assurance and organ dose monitoring. Radiology 264, 406–413.

IPEM, 2004. Guidance on the Establishment and Use of Diagnostic Reference Levels for Medical X-ray Examinations. IPEM Report 88. Institute of Physics and Engineering in Medicine, York.

IPEM, 2005. Commissioning and Routine Testing of Mammographic X-ray Systems. Report No. 89. Institute of Physics and Engineering in Medicine, York.

IPSM/NRPB/CoR, 1992. National Protocol for Patient Dose Measurements in Diagnostic Radiology. National Radiological Protection Board, Chilton.

J-RIME, 2015. Diagnostic Reference Levels Based on Latest Surveys in Japan – Japan DRLs 2015. Japan Network for Research and Information on Medical Exposures, Gojodori, Shimogyo-ku, Kyoto. Available at: http://www.radher.jp/J-RIME/report/ DRLhoukokusyoEng.pdf (last accessed 29 June 2017).

Jallow, N., Christian, P., Sunderland, J., et al., 2016. Diagnostic reference levels of CT radiation dose in whole-body PET/CT. J. Nucl. Med. 57, 238–241.

Ja?rvinen, H., Seuri, R., Kortesniemi, M., et al., 2015. Indication based national diagnostic reference levels for paediatric CT: a new approach with proposed values. Radiat. Prot. Dosim. 165, 86–90.

Jensen, J.E., Butler, P.F., 1978. Breast exposure: nationwide trends; a mammographic quality assurance program – results to date. Radiol. Technol. 50, 251–257.

Jones, A.K., Ensor, J.E., Pasciak, A.S., 2014. How accurately can the peak skin dose in fluoroscopy be determined using indirect dose metrics? Med. Phys. 41, 071913.

Joemai, R.M., Zweers, D., Obermann, W.R., Geleijns, J., 2009. Assessment of patient and occupational dose in established and new applications of MDCT fluoroscopy. AJR. Am. J. Roentgenol. 192, 881–886.

Kiljunen, T., Ja?rvinen, H., Savolainen, S., 2007. Diagnostic reference levels for thorax X-ray examinations of paediatric patients. Br. J. Radiol. 80, 452–459.

Kim, G.R., Hur, J., Lee, S.M., et al., 2011. CT fluoroscopy-guided lung biopsy versus conventional CT-guided lung biopsy: a prospective controlled study to assess radiation doses and diagnostic performance. Eur. Radiol. 21, 232–239.

Kleinman, P.L., Strauss, K.J., Zurakowski, D., Buckley, K.S., Taylor, G.A., 2010. Patient size measured on CT images as a function of age at a tertiary care children's hospital. AJR. Am. J. Roentgenol. 194, 1611–1619.

Kloeckner, R., Bersch, A., dos Santos, D.P., et al., 2012. Radiation exposure in nonvascular fluoroscopy-guided interventional procedures. Cardiovasc. Intervent. Radiol. 35, 613–620.

Kwon, D., Little, M.P., Miller, D.L., 2011. Reference air kerma and kerma-area product as estimators of peak skin dose for fluoroscopically guided interventions. Med. Phys. 38, 4196–4204.

Lassmann, M., Biassoni, L., Monsieurs, M., Franzius, C., Jacobs, F., European Association of Nuclear Medicine (EANM) Dosimetry and Paediatrics Committees, 2007. The new EANM paediatric dosage card. Eur. J. Nucl. Med. Mol. Imag. 34, 796–798.

Lassmann, M., Treves, S.T., EANM/SNMMI Paediatric Dosage Harmonization Working Group, 2014. Paediatric radiopharmaceutical administration: harmonization of the 2007 EANM paediatric dosage card (version 1.5.2008) and the 2010 North American consensus guidelines. Eur. J. Nucl. Med. Mol. Imag. 41, 1036–1041.

Lee, S.M., Park, C.M., Lee, K.H., et al., 2014. C-arm cone-beam CT-guided percutaneous transthoracic needle biopsy of lung nodules: clinical experience in 1108 patients. Radiology. 271, 291–300.

Le Heron, J., 1989. Variability of Medical Diagnostic X-ray Machine Parameters as Determined from a National Survey. National Radiation Laboratory Report 1989/1. National Radiation Laboratory, Christchurch.

Li, X., Zhang, D., Liu, B., 2011. Automated extraction of radiation dose information from CT dose report images. Am. J. Roentgenol. 196, W781–W783.

Lightfoot, C.B., Ju, Y., Dubois, J., et al., 2013. Cone-beam CT: an additional imaging tool in the interventional treatment and management of low-flow vascular malformations. J. Vasc. Interv. Radiol. 24, 981–988, e982.

Lukasiewicz, A., Bhargavan-Chatfield, M., Coombs, L., et al., 2014. Radiation dose index of renal colic protocol CT studies in the United States: a report from the American College of Radiology National Radiology Data Registry. Radiology. 271, 445–451.

MacGregor, K., Li, I., Dowdell, T., Gray, B.G., 2015. Identifying institutional diagnostic reference levels for CT with radiation dose monitoring software. Radiology. 276, 507–517.

Marshall, N.W., Chapple, C.L., Kotre, C.J., 2000. Diagnostic reference levels in interventional radiology. Phys. Med. Biol. 45, 3833–3846.

Martin, C.J., 2011. Management of patient dose in radiology in the UK. Radiat. Prot. Dosim. 147, 355–372.

Martin, C.J., 2016. The application of diagnostic reference levels for optimisation of x-ray imaging in the UK. Radiat. Prot. Dosim. 169, 211–216.

Martin, C.J., Darragh, C.L., McKenzie, G., Bayliss, A.P., 1993. Implementation of a programme for reduction of radiographic doses and results achieved through increases in tube potential. Br. J. Radiol. 66, 228–233.

Martin, C.J., Hunter, S., 1994. Reduction of patient doses from barium meal and barium enema examinations through charges in equipment factors. Br. J. Radiol. 67, 1196–1205.

Martin, C.J., Sutton, D.G., Workmann, A., Shaw, A., Temperton, D., 1998. Protocol for measurement of patient entrance surface dose rates for fluoroscopic equipment. Br. J. Radiol. 71, 1283–1287.

Martin, C.J., Sutton, D.G., Martin, C.J., Sutton, D.G., 2014. Diagnostic radiology – 3 patient dosimetry. Practical Radiation Protection in Healthcare, second ed.. Oxford University Press. Oxford.

Martin, C.J., Le Heron, J., Borrás, C., Sookpeng, S., Ramirez, G., 2013. Approaches to aspects of optimisation of protection in diagnostic radiology in six continents. J. Radiol. Prot. 33, 711–734.

Martin, C.J., Sookpeng, S., 2016. Setting up computed tomography automatic tube current modulation systems. J. Radiol. Prot. 36, R74–R95.

McKenney, S.E., Seibert, J.A., Lamba, R., Boone, J.M., 2014. Methods for CT automatic exposure control protocol translation between scanner platforms. J. Am. Coll. Radiol. 11, 285–291.

Miller, D.L., Balter, S., Cole, P.E., et al., RAD-IR study, 2003. Radiation doses in interventional radiology procedures: the RAD-IR study. Part I. Overall measures of dose. J. Vasc. Interv. Radiol. 14, 711–727.

Miller, D.L., Kwon, D., Bonavia, G.H., 2009. Reference levels for patient radiation doses in interventional radiology: proposed initial values for U.S. practice. Radiology. 253, 753–764.

Miller, D.L., Hilohi, C.M., Spelic, D.C., 2012a. Patient radiation doses in interventional cardiology in the U.S.: advisory data sets and possible initial values for U.S. reference levels. Med. Phys. 39, 6276–6286.

Miller, D.L., Balter, S., Dixon, R.G., et al., 2012a. Quality improvement guidelines for recording patient radiation dose in the medical record for fluoroscopically guided procedures. J. Vasc. Interv. Radiol. 23, 11–18.

Minot, D.M., Jaben, E., Aubry, M.C., et al., 2012. Evolution of transthoracic fine needle aspiration and core needle biopsy practice: a comparison of two time periods, 1996–1998 and 2003–2005. Diagn. Cytopathol. 40, 876–881.

Mitchell, S.A., Martin, C.J., 2013. Comparison of ionisation and semiconductor detector devices for measurement of the dose–width product for panoramic dental. J. Radiol. Prot. 33, 321–325.

Morin, R.L., Coombs, L.P., Chatfield, M.B., 2011. ACR Dose Index Registry. J. Am. Coll. Radiol. 8, 288–291.

NCRP, 2009. Ionizing Radiation Exposure of the Population of the United States. NCRP Report 160. National Council on Radiation Protection and Measurements, Bethesda, MD.

NCRP, 2010. Radiation Dose Management for Fluoroscopically Guided Interventional Medical Procedures. NCRP Report No. 168. National Council on Radiation Protection and Measurements, Bethesda, MD.

NCRP, 2012. Reference Levels and Achievable Doses in Medical and Dental Imaging: Recommendations for the United States. NCRP Report No. 172. National Council on Radiation Protection and Measurements, Bethesda, MD.

NEMA, 2010. Computed Tomography Dose Check. NEMA Standards Publication XR 25-2010. National Electrical Manufacturers Association, Rosslyn, VA.

Neofotistou, V., Vañó, E., Padovani, R., et al., 2003. Preliminary reference levels in interventional cardiology. Eur. Radiol. 13, 2259–2263.

Niemann, T., Kollmann, T., Bongartz, G., 2008. Diagnostic performance of low-dose CT for the detection of urolithiasis: a meta-analysis. Am. J. Roentgenol. 191, 396–401.

Notghi, A., Williams, N., Smith, N., Goyle, S., Harding, L.K., 2003. Relationship between myocardial counts and patient weight: adjusting the injected activity in myocardial perfusion scans. Nucl. Med. Commun. 24, 55–59.

NRPB, 1999. Guidelines on Patient Dose to Promote the Optimisation of Protection for Diagnostic Medical Exposures. Documents of the NRPB 10(1). National Radiological Protection Board, Chilton.

NRPB/RCR, 1990. Patient Dose Reduction in Diagnostic Radiology. Documents of the NRPB 1(3). HMSO, London.

Padovani, R., Quai, E., 2005. Patient dosimetry approaches in interventional cardiology and literature dose data review. Radiat. Prot. Dosim. 117, 217–221.

Padovani, R., Vañó, E., Trianni, A., et al., 2008a. Reference levels at European level for cardiac interventional procedures. Radiat. Prot. Dosim. 129, 104–107.

Padovani, R., Trianni, A., Bokou, C., et al., 2008b. Survey on performance assessment of cardiac angiography systems. Radiat. Prot Dosim. 129, 108–111.

Peterzol, A., Quai, E., Padovani, R., et al., 2005. Reference levels in PTCA as a function of procedure complexity. Radiat. Prot. Dosim. 117, 54–58.

Piccinelli, M., Garcia, E.V., 2015. Advances in software for faster procedure and lower radiotracer dose myocardial perfusion imaging. Prog. Cardiovasc. Dis. 57, 579–587.

Roch, P., Aubert, B., 2013. French diagnostic reference levels in diagnostic radiology, computed tomography and nuclear medicine: 2004–2008 review. Radiat. Prot. Dosim. 154, 52–75.

Ruiz Cruces, R., Vañó, E., Carrera-Magariño, F., et al., 2016. Diagnostic reference levels and complexity indices in interventional radiology: a national programme. Eur. Radiol. 26, 4268–4276.

Ryan, T.J., Faxon, D.P., Gunnar, R.M., et al., 1988. Guidelines for percutaneous transluminal coronary angioplasty. A report of the American College of Cardiology/American Heart Association Task Force on Assessment of Diagnostic and Therapeutic Cardiovascular Procedures (Subcommittee on Percutaneous Transluminal Coronary Angioplasty). Circulation. 78, 486–502.

Saidatul, A., Azlan, C., Megat Amin, M., et al., 2010. A survey of radiation dose to patients and operators during radiofrequency ablation using computed tomography. Biomed. Imaging Interv. J. 6, e1.

Samara, E.T., Aroua, A., De, P.R., et al., 2012. An audit of diagnostic reference levels in interventional cardiology and radiology: are there differences between academic and non-academic centres? Radiat. Prot. Dosim. 148, 74–82.

Samei, E., Christianson, O., 2014. Dose index analytics: more than a low number. J. Am. Coll. Radiol. 11, 832–834.

Sánchez, R., Vañó, E., Fernández, J.M., et al., 2011. A national programme for patient and staff dose monitoring in interventional cardiology. Radiat. Prot. Dosim. 147, 57–61.

Sánchez, R.M., Vañó, E., Fernández, J.M., et al., 2014. Initial results from a national followup program to monitor radiation doses for patients in interventional cardiology. Rev. Esp. Cardiol. (Engl. Ed.). 67, 63–65.

Seidenbusch, M.C., Schneider, K., 2014. Conversion coefficients for determining organ doses in paediatric pelvis and hip joint radiography. Pediatr. Radiol. 44, 1110–1123.

SENTINEL, 2007. European Programme. Safety and Efficacy for New Techniques and Imaging Using New Equipment to Support European Legislation: Supporting Digital Medicine. Available at: http://cordis.europa.eu/pub/fp6-euratom/docs/sentinel_projrep_en.pdf (last accessed 15 August 2017).

Shrimpton, P.C., Wall, B.F., Jones, D.G., et al., 1986. A National Survey of Doses to Patients Undergoing a Selection of Routine X-ray Examinations in English Hospitals. NRPB-R200. HMSO, London.

Shrimpton, P.C., Wall, B.F., Hillier, M.C., 1989. Suggested guideline doses for medical examinations. In: Radiation Protection – Theory and Practice. Proceedings of the 4th International Symposium of the Society of Radiological Protection 1989. Institute of Physics, Bristol, pp. 85–88.

Shrimpton, P.C., Hillier, M.C., Meeson, S., Golding, S.J., 2014. Doses from Computed Tomography (CT) Examinations in the UK – 2011 Review. PHE-CRCE-013. Public Health England, Chilton.

Smans, K., Vañó, E., Sanchez, R., et al., 2008. Results of a European survey on patient doses in paediatric radiology. Radiat. Prot. Dosim. 129, 204–210.

SNMMI, 2015. Procedure Standards. Society of Nuclear Medicine and Molecular Imaging, Reston, VA. Available at: https://www.snmmi.org/ClinicalPractice/content.aspx?Item Number¼6414 (last accessed 29 June 2017).

Sodickson, A., Warden, G.I., Farkas, C.E., et al., 2012. Exposing exposure: automated anatomy-specific CT radiation exposure extraction for quality assurance and radiation monitoring. Radiology. 264, 397–405.

Sookpeng, S., Martin, C.J., Gentle, D.J., Lopez-Gonzalez, M.R., 2014. Relationships between patient size, dose and image noise under automatic tube current modulation systems. J. Radiol. Prot. 34, 103–123.

Sookpeng, S., Martin, C.J., Gentle, D.J., 2015. Investigation of the influence of image reconstruction filter and scan parameters on operation of automatic tube current modulation systems for different CT scanners. Radiat. Prot. Dosim. 163, 521–531.

Spelic, D.C., Kaczmarek, R.V., Hilohi, M., Belella, S., 2007. United States radiological health activities: inspection results of mammography facilities. Biomed. Imag. Interv. J. 3, e35.

Strauss, K.J., 2014. Dose indices: everybody wants a number. Pediatr. Radiol. 44 (Suppl. 3), 450–459.

Strauss, K.J., Racadio, J.M., Johnson, N., et al., 2015. Estimates of diagnostic reference levels for pediatric peripheral and abdominal fluoroscopically guided procedures. AJR. Am. J. Roentgenol. 204, W713–W719.

Sutton, D.G., McVey, S., Gentle, D., et al., 2014. CT chest abdomen pelvis doses in Scotland: has the DRL had its day? Br. J. Radiol. 87, 20140157.

Ten, J.I., Vañó, E., Sánchez, R., Fernandez-Soto, J.M., 2015. Automatic patient dose registry and clinical audit on line for mammography. Radiat. Prot. Dosim. 165, 346–349.

Trumm, C.G., Jakobs, T.F., Stahl, R., et al., 2013. CT fluoroscopy-guided vertebral augmentation with a radio frequency-induced, high-viscosity bone cement (StabiliT): technical results and polymethylmethacrylate leakages in 25 patients. Skeletal Radiol. 42, 113–120.

Tsapaki, V., Kottou, S., Korniotis, S., et al., 2008. Radiation doses in paediatric interventional cardiology procedures. Radiat. Prot. Dosim. 132, 390–394.

Ubeda, C., Vañó, E., Miranda, P., et al., 2011. Radiation dose and image quality for paediatric interventional cardiology systems. A national survey in Chile. Radiat. Prot. Dosim. 14, 429–4387, .

Ubeda, C., Miranda, P., Vañó, E., 2015. Local patient dose diagnostic reference levels in pediatric interventional cardiology in Chile using age bands and patient weight values. Med. Phys. 42, 615–622.

Vañó, E., Gonzalez, L., 2001. Approaches to establishing reference levels in interventional radiology. Radiat. Prot. Dosim. 94, 109–112.

Vañó, E., Geiger, B., Schreiner, A., Back, C., Beissel, J., 2005. Dynamic flat panel detector versus image intensifier in cardiac imaging: dose and image quality. Phys. Med. Biol. 50, 5731–5742.

Vañó, E., Fernandez, J.M., Ten, J.I., et al., 2007. Transition from screen-film to digital radiography: evolution of patient radiation doses at projection radiography. Radiology. 243, 461–466.

Vañó, E., Ten, J.I., Fernandez, J.M., et al., 2008a. Quality control and patient dosimetry in digital radiology. On line system: new features and transportability. Radiat. Prot. Dosim. 12, 144–146.

Vañó, E., Ubeda, C., Leyton, F., Miranda, P., 2008b. Radiation dose and image quality for paediatric interventional cardiology. Phys. Med. Biol. 53, 4049–4062.

Vañó, E., Sanchez, R., Fernandez, J.M., et al., 2009a. Patient dose reference levels for interventional radiology: a national approach. Cardiovasc. Intervent. Radiol. 32, 19–24.

Vañó, E., Sanchez, R., Fernandez, J.M., et al., 2009b. Importance of dose settings in the x-ray systems used for interventional radiology: a national survey. Cardiovasc. Intervent. Radiol. 32, 121–126.

Vañó, E., Ten, J.I., Fernandez-Soto, J.M., Sanchez-Casanueva, R.M., 2013. Experience with patient dosimetry and quality control online for diagnostic and interventional radiology using DICOM services. Am. J. Roentgenol. 200, 783–790.

Vassileva, J., Rehani, M.M., 2015. Patient grouping for dosimetry studies and establishment of diagnostic reference levels in paediatric CT. Radiat. Prot. Dosim. 165, 81–85.

Vassileva, J., Rehani, M., Kostova-Lefterova, D., et al., 2015. A study to establish international diagnostic reference levels for paediatric computed tomography. Radiat. Prot. Dosim. 165, 70–80.

Vehmas, T., 1997. Radiation exposure during standard and complex interventional procedures. Br. J. Radiol. 70, 296–298.

Vitta, L., Raghavan, A., Morrell, R., Sprigg, A., 2009. Fluoroscopy-guided insertion of nasojejunal tubes in children – setting local diagnostic reference levels. Pediatr. Radiol. 39, 1203–1208.

Wall, B.F., 2001. Diagnostic reference levels – the way forward. Br. J. Radiol. 74, 785–788.

Wall, B.F., Shrimpton, P.C., 1998. The historical development of reference doses in diagnostic radiology. Radiat. Prot. Dosim. 80, 15–19.

Wall, B.F., 2005. Implementation of DRLs in the UK. Radiat. Prot. Dosim. 114, 183–187.

Wallace, M.J., Kuo, M.D., Glaiberman, C., et al., 2008. Three-dimensional C-arm cone-beam CT: applications in the interventional suite. J. Vasc. Interv. Radiol. 19, 799–813.

Watanabe, H., Ishii, K., Hosono, M., et al., 2016. Report of a nationwide survey on actual administered radioactivities of radiopharmaceuticals for diagnostic reference levels in Japan. Ann. Nucl. Med. 30, 435–444.

Watson, D.J., Coakley, K.S., 2010. Paediatric CT reference doses based on weight and CT dosimetry phantom size: local experience using a 64-slice CT scanner. Pediatr. Radiol. 40, 693–703.

Williams, M.B., Krupinski, E.A., Strauss, K.J., et al., 2007. Digital radiography image quality: image acquisition. J. Am. Coll. Radiol. 4, 371–388.

Wu, X., Gingold, E.L., Barns, G., et al., 1994. Normalized average glandular dose in molybdenum target-rhodium filter and rhodium target-rhodium filter mammography. Radiology. 193, 83–89.

附录 A. ICRP 以往关于 DRL 的推荐

- DRL 用于医学放射防护的最优化。DRL 是调查水平的一种形式，用于识别异常高或低的水平。如果持续超过或过低，则需要进行当地的核查
- DRL 应被区域、国家和地方的授权机构采用。这些授权机构可以要求实施 DRL 的理念
- DRL 的数值是建议性的，不是用于监管或商业目的，也不是剂量约束，与限值或约束无关
- DRL 的理念允许在选择和实施过程中具有灵活性
- 委员会以前的建议没有具体说明 DRL 的量、数值或实施细节。这是区域、国家和地方授权机构的任务，每个机构都应该满足各自地区的需求
- 以往建议的基本理念是，任何合理的和实用的方法若与本建议一致，都会改善医学成像中患者剂量的管理

A.1. 引言

（430）以前，向区域、国家和地方授权机构和临床提供了在诊断放射学和核医学中将 DRL 的应用作为实用工具的建议（ICRP，2001a）。达到可接受的影像质量或足够的诊断信息，符合医学成像的任务，是最重要的临床目标。然后，使用 DRL 来帮助管理患者的辐射剂量，使其剂量与临床目的相称。

（431）当时，授权机构和专业医疗团队相互配合，采用各种方式进行了核查，以建立用于医学成像任务的 DRL。虽然这些方式在目标和

方法学上不统一，但得出的结论是，有多种方式可实现 DRL 的理念，这取决于感兴趣的医学成像任务；区域、国家或地方的实践状态；以及区域、国家或地方对技术实施的偏好。

（432）简要回顾现有的 ICRP 的指导意见，总结已采取的措施，并提出一些其他的建议（ICRP，2001）。给出的这些建议为 DRL 提供了一个框架，这与 ICRP 早期的指导相一致，但是在它们的选择和使用方面有更大的灵活性。虽然给出了一些说明性的例子，但是建议没有具体说明要使用的量，这些量设置的数值，或者区域、国家或地方授权机构实施 DRL 的技术细节。这里给出了这些信息的回顾和总结。

A.2. 现有的 ICRP 指南

（433）第 60 号出版物（ICRP，1991）在"医疗照射防护最优化"一章的 S34 段提出了以下建议：

"对于一些常见的诊断程序，应考虑使用由专业人士或监管机构所选择的剂量约束或调查水平。如果临床判断合理，它们的使用应该具有灵活性，允许更高的剂量。"

（434）第 73 号出版物（ICRP，1996）引入了术语"DRL"，解释了它在宽泛的 ICRP 参考水平概念中的位置，并更详细扩展了第 60 号出版物中 S34 段的推荐内容（第 73 号出版物的 99～106 段）。要点总结如下：

（a）术语采用"DRL"。

（b）DRL 是调查水平的一种形式，旨在用作简单测试来确定患者剂量水平异常高的情况。如果发现程序一直超出相关 DRL，应对该程序和设备进行现场核查，以确定防护是否得到充分优化。原则上，也可以有一个较低的水平（即低于这个水平，辐射剂量则不足以获得合适的医学影像）。

（c）DRL 是对专业判断的补充，并不能提供一个区分医疗优劣的分界线。它们不适用于监管或商业目。它们不是剂量限制，也与限值或约束无关。DRL 的数值是参考性的。

（d）检查类型包括诊断放射学和核医学（即常见检查和广泛的设备类型）。

（e）它们的选择是针对一个国家或区域，由专业医疗机构根据所观察的患者分布的百分点来确定。

（f）所选的量应该容易测量，例如诊断放射学中在空气或简单标准模体表面的组织等效材料或代表性患者中的吸收剂量及诊断核医学的给药活度。

A.3. 对医学成像参考水平的以往回顾

（435）此前，曾有很多方法用于医学成像的参考水平（DRL 的早期术语）。通常，参考水平被用作调查水平（即一种 QA 工具），其数值是建议性的。然而，授权机构可要求实施 DRL 的理念。

（436）尽管当时使用的标准在诊断放射学和核医学方面有所不同（现在仍然如此），在选择参考水平方面有相当一致的标准。在诊断放射学中，参考水平通常来源于相关区域或国家在实践中观察到的患者剂量测量量的分布。通常只定义上限，不定义下限。在核医学中，参考水平通常是基于公认习惯和实践的给药活度的实际值得出的。通常，所有参考水平都是通过授权机构和专业团体或专家（即临床同行参与）之间的合作而形成的。

（437）不同的参考水平有不同的目的。尽管参考水平适用于选定的医学成像任务，但临床和技术条件往往没有完全界定，界定的程度取决于要达到的目标。至少可以确定三个总体目标：

（a）通过识别和减少分布中不合理的过高或过低值的数量，来改善一般医学成像任务中观察到的区域、国家或地方的分布；

（b）为更具体的医学成像任务提升良好实践；

（c）为特定的医学成像协议提供最佳的数值范围。

（438）参考水平使用过许多不同的量。所选择的量取决于临床程序的类型。例如，它可以是单次 X 射线摄影投照，可以是由多个投照或部位组成的程序或检查，还可以是诊断性核医学程序（即特定的放射性药物的和临床的用途）。所使用的量也取决于设定参考水平的机构，并与预期目标、当地偏好和独有的辐照条件有关。

（439）上述观察结果突出了参考水平的系列考虑因素和方法，其特征见配套指南 2（Supporting Guidance 2，ICRP，2001）的表 1（参考水平的方法）和表 2（参考水平的列表）。表 1 和表 2 列出了此前一些授权机构所选择的方法和数值。表 1 和表 2 是背景资料，并不是 ICRP（2001）或本概要给出的附加建议的一部分。

A.4. 潜在的因素

（440）为了正确解释所用 DRL 量的数值的变化，与决定患者相对危险的组织剂量相应变化之间的关系，以下是重要的考虑因素。

（a）DRL 的数值应该与医学成像任务所确定的临床和技术要求相关联。这些要求可以是一般的也可以是具体的。

（b）在接受所选医学成像任务的患者中，其体内的组织剂量相对分布不应该有明显的改变。测量量的变化比例应该与个人的组织剂量变化的比例和百分比相对应。由于存在不同的视野大小、不同的照射位置、不同的线质或其他导致内部剂量分布变化的技术因素，如果体内的组织剂量相对分布与用于建立 DRL 的剂量分布明显不同，那么对于与组织剂量（以及由此产生的患者危险）变化相关的所测量的量的变化的解释就会含糊不清。在设定 DRL 时，区域、国家和地方的授权机构和专业团体应该认识到这些注意事项。

A.5. 配套指南 2（ICRP，2001）中所提供的 DRL 的建议

A.5.1. DRL 的目的

（441）DRL 的目的是帮助避免 DRL 量的过量辐射，这些辐射对医学成像任务的临床目标没有贡献。这是通过比较 DRL 值（来源于相关区域、国家或地方的数据）和实际观察的适当参照组患者或合适参照

模体的均值和其他适宜值来实现的。参照组患者通常被限定在一定体型参数（如身高、体重）范围内。如果将未被选择的患者样本作为参照组，则很难解释样本的观测值是高于还是低于 DRL。DRL 不适用于个体患者。

A.5.2. DRL 的用途

（442）DRL 可以用于：

（a）通过减少不合理的过高或过低值，来改善一般医学成像任务的区域、国家或地方的观测结果的分布。

（b）促进实现较窄范围的数值，其代表着具体医学成像任务中的优良实践。

（c）促进某一特定医学成像协议达到最佳范围值。

"一般成像任务"是为一般临床目的而开展的成像任务，对其他因素具有最小的限定（如未指定临床目的和技术因子的后前位胸片）。"较具体医学成像任务"是明确界定临床目的的成像任务，但在医疗机构之间允许其他技术和临床细节上存在差异［例如，指定了临床目的和一般技术（如高 kVp）后前位胸片，但详细的技术因子并没指定］。"特定的医学成像协议"是一种临床协议，在单个机构（或几个联盟机构）内具有完全确定的规范来遵循或作为标称基线（如后前位胸片的协议指定了临床目的、检查技术、影像质量标准、独有的患者特征以及其他适当因素）。对于给定的医学成像任务，用途（a）（b）和（c）由授权机构所选择的临床和技术条件的具体限定程度来区分。

（443）当实践中的观察值始终超出所选择的上限或下限时，应采取适当的当地核查并采取行动。总的来说，这个过程有助于避免患者接受不必要的组织剂量，因此有助于避免不必要的与辐射健康效应相关的风险。

A.5.3. 定义和实例

（444）本部分内容提供了委员会（ICRP，2001）之前给出的量及其在 DRL 中应用的实例。这些例子并不能形成建议，但可以提供建议的总体说明。本出版物的相关章节对各种医学成像模式的所需量进行了更为集中的讨论。

（445）用于改善一般医学成像任务观测值的区域、国家或地方分布的量及其应用的实例为：

（a）$K_{a,i}$ 或 $K_{a,e}$，单位为 mGy，用于给定的 X 射线摄影（如后前位胸片）。

（b）P_{KA}，单位为 $Gy \cdot cm^2$ 或 $mGy \cdot cm^2$，用于给定类型的透视检查，具有临床研究所确定的解剖区域（如钡灌肠）。

（c）给药活度，单位为 MBq，用于使用给定放射性药物的给定核医学成像任务（如 Tc-99m 大颗粒白蛋白的肺灌注显像）。

（446）促进实现较窄范围的数值以代表在较具体医学成像任务中优良实践的量及其应用的实例为：

（a）$K_{a,i}$ 或 $K_{a,e}$，单位为 mGy，用于特定的 X 射线摄影成像任务。临床目的明确，但 X 射线设备、技术因子和影像质量标准可能因机构而异。

（b）P_{KA}，单位为 $mGy \cdot cm^2$，用于给定的 CT 检查，具有临床研究的明确解剖部位（如常规腹部 CT 扫描）和特定的临床目标、影像质量标准和技术因子。X 射线设备（即 CT 系统）可能因机构而异。

（c）P_{KA}，单位为 $mGy \cdot cm^2$，用于特定的透视检查。临床目的是明确的，但设备类型、技术因子和患者特征可能在一家机构内或多家机构之间有所不同。组织剂量的相对分布变化不大，使得 P_{KA} 与每个受照组织吸收剂量的变化比例几乎相同。

（447）促进某一特定医学成像协议达到最佳范围值的量及其应用的实例：

（a）管电压，单位为 kVp，用于特定的 CT 协议。具有明确的临床目的、设备类型、技术因子和患者特征。

（b）给药活度，单位为 MBq，用于使用给定放射性药物的 SPECT 特定成像协议。具有明确的临床目的、设备类型、技术因子和患者特征。

A.5.4. 透视引导介入程序的注意事项

（448）对于 FGI（透视引导下介入）程序，原则上，DRL 可用于促进患者剂量的管理，以降低随机辐射效应的可能性。然而，即使对于一个特定的协议，所观察到的患者剂量分布也非常宽泛，因为每次手术操作过程中透视曝光的持续时间和复杂性都严重依赖于每次的临床情况。一种可能的方法是不仅要考虑通常的临床和技术因素，还要考虑程序的相对"复杂性"。可能需要采用一个以上的量（即多个 DRL）来充分评估患者剂量和随机风险。

（449）DRL 不适用于 FGI 程序的组织反应（如辐射引起的皮肤损伤）的管理。这种情况下，目标是避免个别患者在进行正当的、用时长且复杂的程序时出现组织反应。这里需要实时监测特定患者在进行实际程序时是否接近或超过组织反应的阈值剂量。相关的风险量为最大累积皮肤剂量位置处的皮肤吸收剂量。一个有用的方法是，选择皮肤中最大累积吸收剂量值，在该值时采取与患者的记录或护理相关的各种临床行动（与潜在的辐射所致皮肤损伤有关）（ICRP，2000）。然后，在实际的程序开展过程中，对有助于显示皮肤最大累积吸收剂量的适当量进行监测。自那以后，委员会就提供了关于监测皮肤最大累积吸收剂量（峰值皮肤剂量）的相关建议（ICRP，2013a）。

A.5.5. 当地设定 DRL 的灵活性

（450）授权机构应该使用 DRL 来帮助管理患者的辐射剂量，使剂量与临床目的相称。

（451）DRL 的理念允许灵活选择相关量、数值、技术或临床指标，以允许授权机构达到与其情况相关的目标。设定 DRL 的指导原则是：

（a）明确界定区域、国家或地方的目标，包括医学成像任务的临床和技术条件的规范程度。

（b）DRL 的选定值要基于相关的区域、国家或地方的数据。

（c）DRL 的选用量可由切实可行的方法得到。

（d）DRL 的选用量是对患者组织剂量相对变化的合适度量，因此也是对于给定医学成像任务的患者风险相对变化的度量。

（e）DRL 在实践中的应用方式应该清楚说明。

（452）鼓励授权机构与专业医疗机构合作，有助于设定最符合具体需求的 DRL，且与区域、国家或地方所用的 DRL 相符合。